Dr. med. Marianne Koch

Tief einatmen!

Dr. med. Marianne Koch

Tief einatmen!

Eine Entdeckungsreise in den Körper

Mit Bildern von Jörg Mair

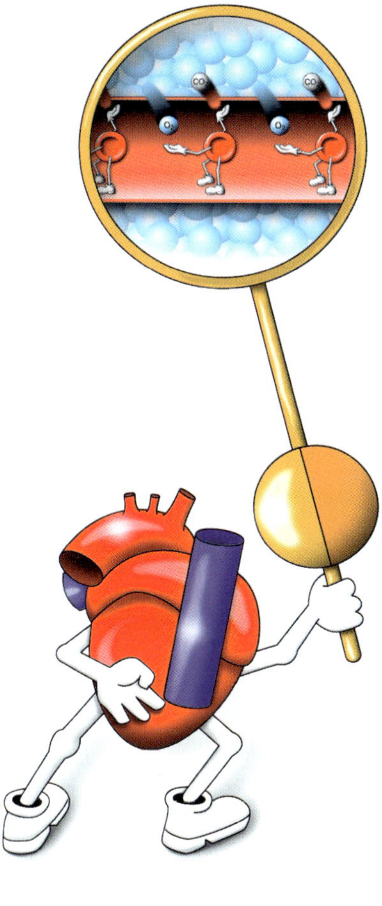

Carl Hanser Verlag

Die Schreibweise in diesem Buch entspricht
den Regeln der neuen Rechtschreibung.

Unser gesamtes lieferbares Programm
und viele andere Informationen finden Sie unter:
www.hanser.de

4 5 6 7 8 06 05 04 03 02

ISBN 3-446-20013-4

Umschlag: Peter-Andreas Hassiepen unter Verwendung
einer Zeichnung von Jörg Mair, Herrsching
Textbearbeitung: Henriette Zeltner
Foto: Isolde Ohlbaum, München
Satz: Satz für Satz. Barbara Reischmann, Leutkirch
Druck und Bindung: Appl, Wemding
Printed in Germany

Für Julia, Benedikt, Andreas und Tatjana

Julia und Benni gibt es wirklich. Von ihnen und von ihren Freunden handelt dieses Buch. Sie haben mir gezeigt, dass Kinder und Jugendliche ein großes Interesse an ihrem Körper haben und wissen wollen, wie er funktioniert. Leider erfahrt ihr darüber in der Schule viel zu wenig. In diesem Buch könnt ihr selbst herausfinden, wer ihr seid und was für ein Wunderwerk sich hinter eurer äußeren Gestalt verbirgt. Ich denke, dies ist wichtig für euer Selbstvertrauen und hilft euch, klug mit eurem Körper umzugehen und gesund zu bleiben.
Manche Kapitel in diesem Buch werden euch vorkommen wie eine Reise durch eine eigenartige, fremde Welt: das Reich der Blutkörperchen, die seltsamen Wege, die ein Butterbrot zurücklegen muss, bevor es euch ernährt, auf welch erstaunliche Weise Hören, Sehen, Sex und Liebe funktionieren und vieles mehr. Den eigenen Körper kennen lernen – ein tolles Abenteuer. Viel Spaß dabei wünscht euch

die Autorin des Buches.

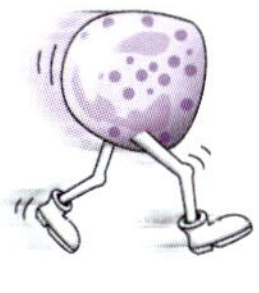

Inhalt

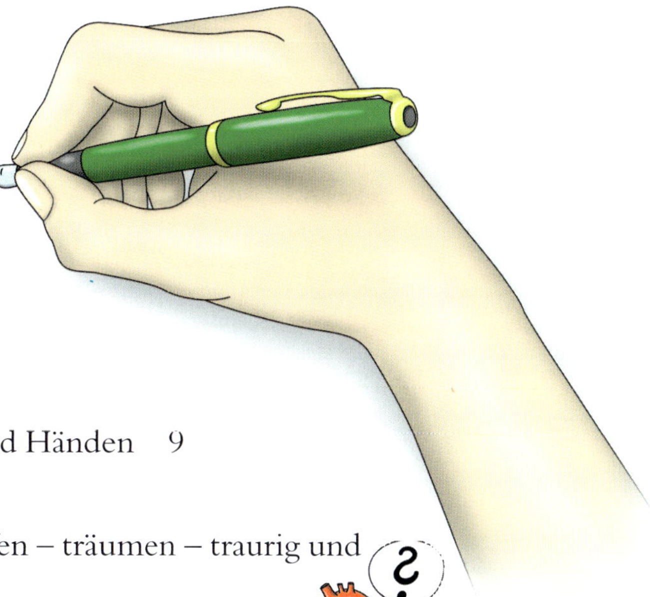

Wieso kann ich schreiben?

Über das Zusammenspiel von Kopf und Händen

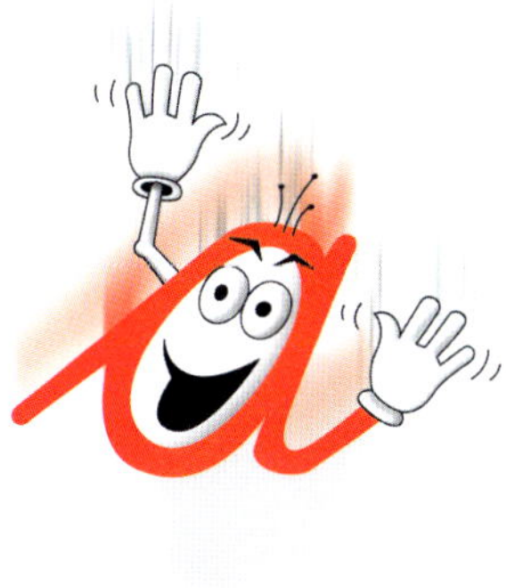

Halt deinen Füller nicht so weit vorn. Du schreibst leichter und genauer, wenn du ihn mehr in der Mitte anfasst, Julia.

Julia ist elf Jahre alt. Sie liebt Pferde und Musik und ihre Katze Minka. Hausaufgaben nerven sie.

– Warum schreibe ich dann leichter?

– Weil so die Übertragung der Handbewegung auf den Füller besser zu steuern ist.

– Versteh ich nicht. Sag mal, wieso kann ich überhaupt schreiben?

– Weil du es gelernt hast. Dein Gehirn und dein Körper, also Augen, Arme und Hände, machen automatisch das Richtige, wenn du einen Buchstaben oder ein Wort schreiben willst.

– Kannst du mir das mal genauer erklären?

– Okay, ich versuche es. Das ist nämlich ganz schön kompliziert. Als du ein Baby warst, hattest du bereits deine drei Milliarden (eine 3 mit 9 Nullen!) Gehirnzellen, genau so viele wie heute oder

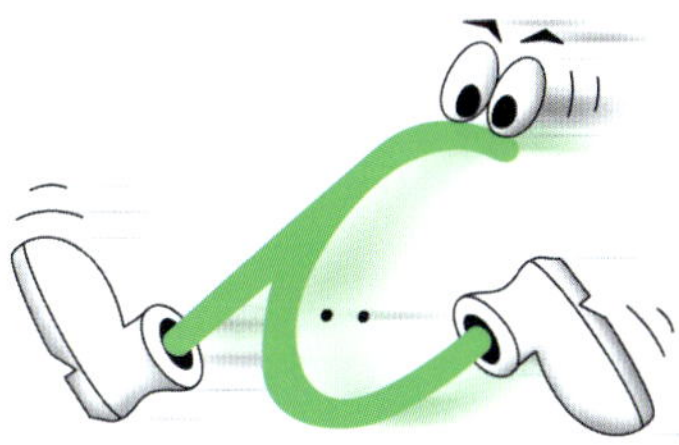

wie ein Erwachsener. Viele dieser Gehirnzellen haben schon perfekt funktioniert – zum Beispiel die Zellen, die »Hunger« meldeten, wenn dein Körper Nahrung gebraucht hat. Sie haben eine Botschaft bekommen, wenn der Magen leer war, und prompt Alarm geschlagen. Daraufhin gingen Befehle von ihnen zu den Kehlkopf-Muskeln – du hast geschrien. Deine Mama hat das Schreien richtig gedeutet und dir die Flasche gegeben.

Viele andere Zellen im Gehirn waren aber damals noch ziemlich dumm oder sagen wir: nicht ausgebildet. Drei bis vier Jahre hat es gedauert, bis du richtig sprechen, das heißt, bis du Dinge benennen und sie zu Gedanken ordnen konntest. Später bist du dann in die Schule gekommen und hast Lesen und Schreiben gelernt.

Deine Augen haben die Buchstaben gesehen, die die Lehrerin an die Tafel malte, du hast sie abgeschrieben – immer wieder – und

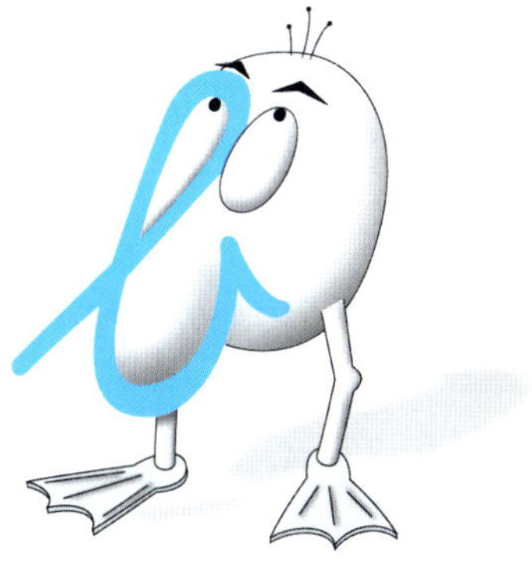

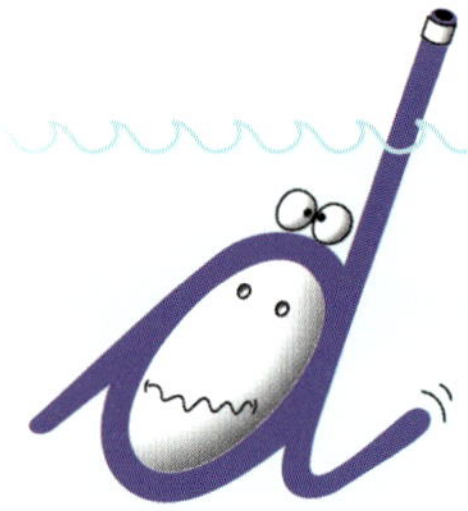

durch dieses »immer wieder« wurden sie in den Gedächtniszellen gespeichert: Der Kreis als »O«, der Blitz als »Z«, der Stab als »I« und so weiter. Um sie euch besser zu merken, habt ihr in der Klasse die einzelnen Buchstaben zunächst mit Dingen verbunden, die ihr kanntet. Das »M« mit der Maus, das »L« mit einer Lampe oder das »E« mit der Erdbeere. Als Nächstes habt ihr dann versucht, aus den einzelnen Zeichen Wörter zu bilden.

Wenn du heute schreibst, dann brauchst du nicht mehr nachzudenken, aus welchen Buchstaben ein Wort besteht. Du denkst das Wort – zum Beispiel »Geburtstag«. Der Teil deines Gehirns, in dem sich das Sprachzentrum befindet (hinter der linken Schläfe),

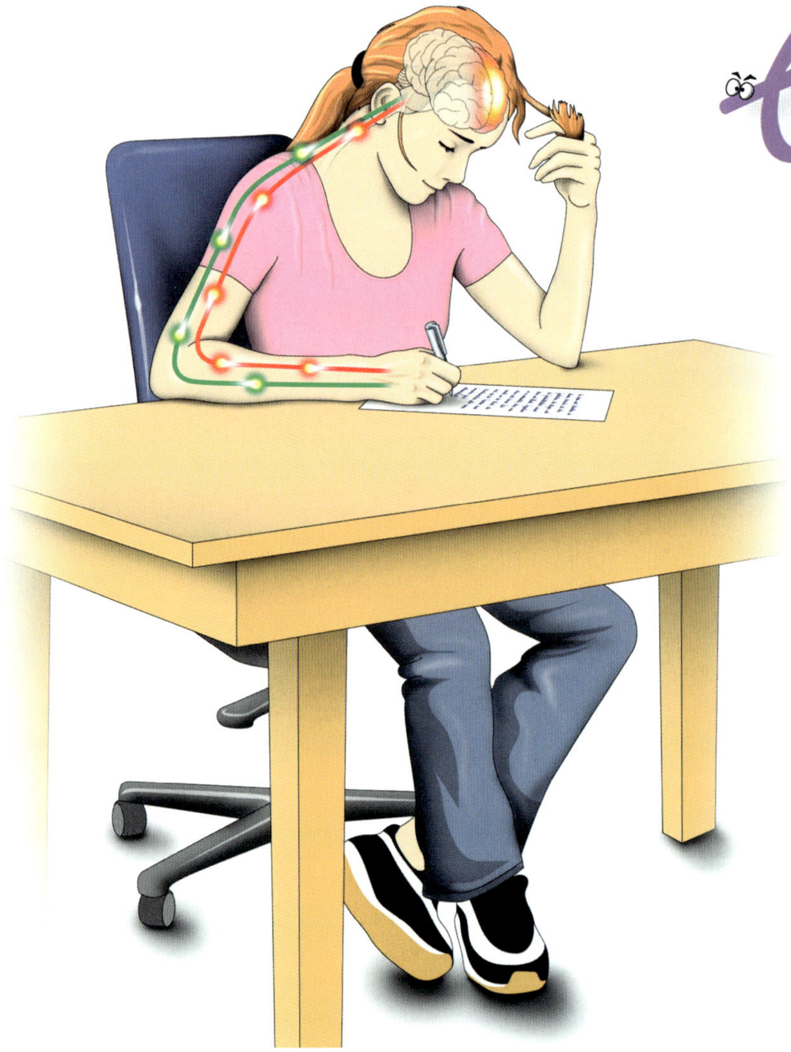

Wenn du schreibst, dann arbeiten viele Systeme zusammen: deine Hände, deine Arme, dein Gehirn mit den Gedächtnisspeichern und deine Augen. Je mehr du übst, desto besser funktioniert es.

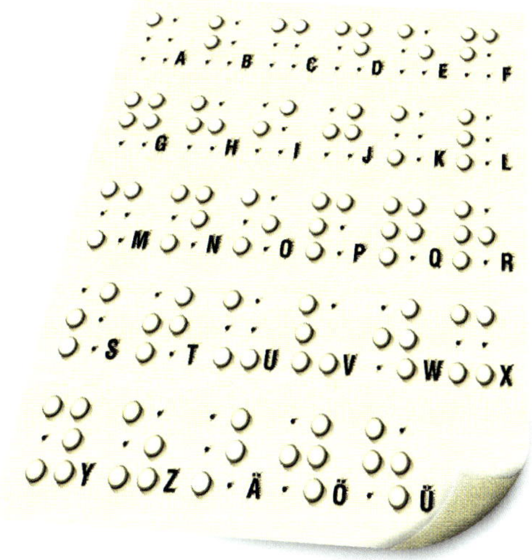

hat das Wort gespeichert und gibt nun blitzartig den Befehl »schreibe G-e-b-u-r-t-s-t-a-g« an die Zellen weiter, die für die Bewegung der Arme zuständig sind. Von dort aus schießt die Botschaft über das Rückenmark in die Nerven, die die Muskeln im Arm und in den Fingern so bewegen, dass der Füller, den du in der Hand hältst, auf dem Papier »G-e-b. . .« und so weiter schreibt. Ganz automatisch. Nur manchmal, wenn dein Gedächtnis unsicher ist, wie man ein Wort buchstabiert oder ein Wort noch nicht in deinem Sprachzentrum gespeichert ist oder wenn du sehr müde bist, dauert es eine Weile, bis du nachgedacht und dich bewusst für eine Schreibweise entschieden hast.

Es ist für jemand, der sehen kann, sehr schwer, die kleinen erhabenen Punkte der Blindenschrift mit dem Finger zu unterscheiden und so die Buchstaben zu erkennen. Blinde aber entwickeln ein ganz besonders feines Tastgefühl und können fast so schnell lesen wie du.

Um lesen und schreiben zu können, brauchst du also dein Gedächtnis, deine Augen und die Geschicklichkeit deiner Arme und Hände – die »motorischen Fähigkeiten«, wie die Mediziner sagen. Irgendwie ist es doch toll, dass man schon nach ziemlich kurzer Zeit mit einem Stift oder auch auf der Tastatur eines Computers ganz gut schreiben kann, obwohl die Bewegungen dabei doch ganz verschieden sind.

– Ich habe mal ein blindes Mädchen gesehen, das gelesen hat.

– Ja. Mit den Händen. Es gibt eine besondere Schrift für Blinde.

– Ich weiß. Sie besteht aus lauter Punkten, für jeden Buchstaben eine andere Anordnung der Punkte in einem Rechteck. Die Punkte sind so kleine Knubbel, damit man sie fühlen kann.

– Dann übernehmen die Finger die Arbeit, die sonst die Augen machen.

In deinem Kopf arbeitet das tollste Datennetz der Welt. Auch die neuesten Computer sehen im Vergleich zu den Möglichkeiten, die du hast, um dein gespeichertes Wissen zu verbinden, ziemlich lächerlich aus. Sie sind zwar rasend schnell im Rechnen und Finden von anderen Informationen, aber du kannst selbstständig denken, mithilfe deiner Fantasie im ganzen Weltall spazieren gehen und vor allem: Du kannst ganz neue Dinge erfinden.

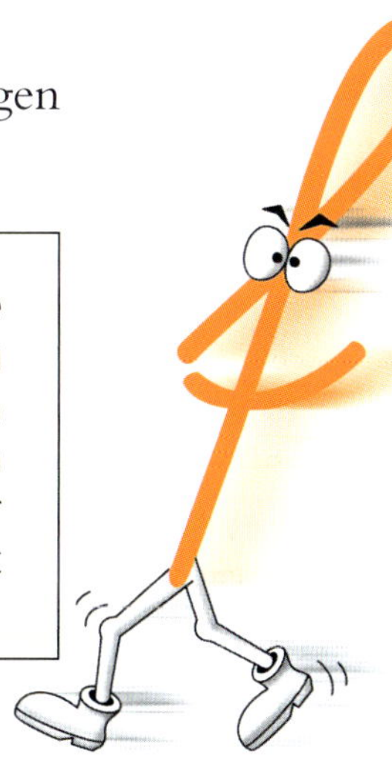

Erzähl mir mehr über mein Gehirn

Denken – lernen – musizieren – schlafen – träumen – traurig und glücklich sein

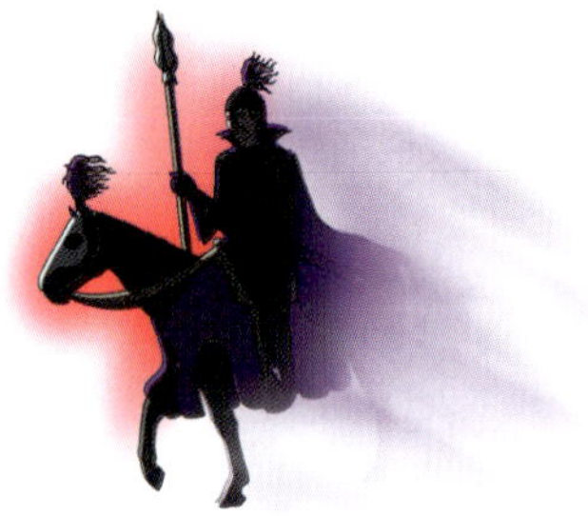

Woher kommen die Träume?, fragt Julia.
Es regnet. Sie sitzt am Tisch und liest ein neues Pferdebuch, das sie sich aus der Stadtbücherei geholt hat.
– Hör mal zu, sagt sie und liest vor: »*In der Nacht vor dem Turnier hatte Johanna einen seltsamen Traum. Sie sah einen schwarzen Ritter in einer glänzenden Rüstung, der Ronja*« – so heißt ihr Pferd – »*schweigend aus dem Stall führte. Im nächsten Moment schien er mit der Stute über die Felder hinwegzufliegen. Johanna wollte rufen, schreien, aber da waren sie schon über dem Hügel verschwunden . . .*«
– Spannend.
– Ich träume auch öfter so komische Sachen. Woher kommt das?
– Dein Gehirn ist in der Nacht sehr aktiv. Während du schläfst, verarbeitet es die vielen Eindrücke und Gedanken, die du tagsüber gesammelt hast. Es sortiert die wichtigen Sachen in die Langzeit-Speicher, löscht die unwichtigen und sorgt so für Ordnung. Am nächsten Morgen ist es wieder bereit für neue Dinge. Aber dein Gehirn denkt sich auch selbst Sachen aus. Beim Aufräumen verbindet es zum Spaß Bilder und Ereignisse aus deinem Gedächtnis, von denen du vielleicht gar nicht mehr weißt, dass du sie einmal gesehen oder erlebt hast. So entstehen dann diese merkwürdigen Traumbilder.
– Meistens hab ich meine Träume am Morgen schon wieder vergessen.
– Ich auch. Weißt du, Schlafen ist wie Tauchen in einem Meer: Zuerst sinkt man hinunter bis zum Grund. Wir nennen das den Tiefschlaf. Danach schwebt man aus den Tiefen wieder hinauf bis fast zur Oberfläche, dann sinkt man wieder hinunter und so weiter, das Ganze fünf- bis sechsmal in jeder Nacht. Die Träume kommen immer dann, wenn man direkt unter der Oberfläche des Schlaf-Meers schwimmt.

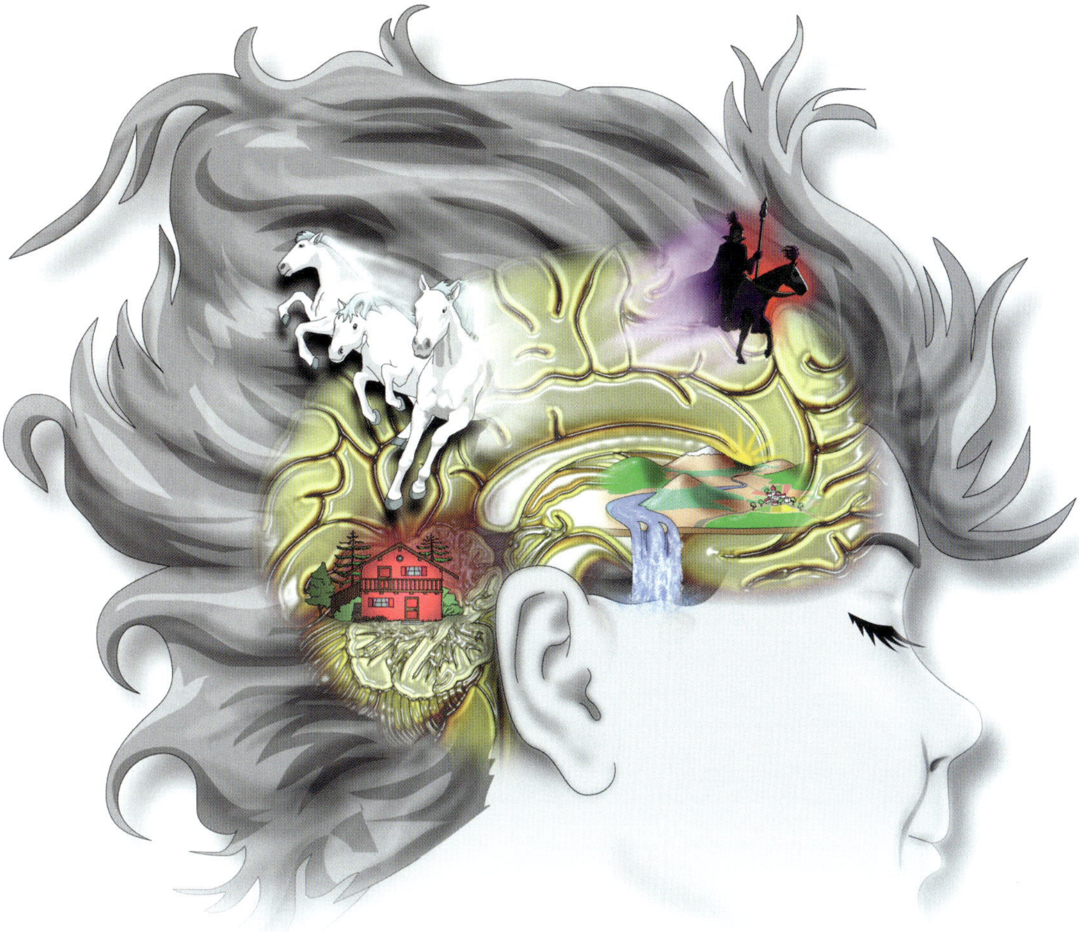

– Und wenn man aufwacht?
– Wenn du direkt nach einem Traum aufwachst, weißt du noch, was das Gehirn aus deinem Gedächtnis zusammengetragen hat.
– Wie kann sich das Gedächtnis überhaupt so viele Dinge merken?
– Über das Gedächtnis wissen wir schon einiges, aber noch längst nicht alles. Es gibt ein Kurzzeit- und ein Langzeitgedächtnis. Wenn du zum Beispiel jetzt aus dem Fenster schaust, siehst du ein Auto oder einen Jungen, der vorbeigeht. Das Gehirn nimmt die Bilder auf, aber nach ungefähr einer halben Minute verschwinden sie wieder aus dem Kurzzeitspeicher und du hast das Auto und den Jungen vergessen. Es sei denn, du willst dir die Bilder merken. Wenn du denkst: »Das war Mamas Auto, sie ist also weggefahren, sicher zu ihrer Freundin«, dann denkst du über das vorbeifahrende Auto nach und damit speicherst du das, was du gesehen hast, im Langzeitgedächtnis. Wie in einem Computer. Wenn dein Bruder nach einer halben Stunde fragt, wo die Mama ist, dann er-

Während du schläfst, räumt dein Gehirn auf. Dabei spielt es mit allem, was dein Gedächtnis gespeichert hat. So entstehen die Träume – wirre, lustige, erschreckende oder sehnsüchtige. Manche Leute sagen, dass man im Traum vor allem Wünsche und Ängste erlebt.

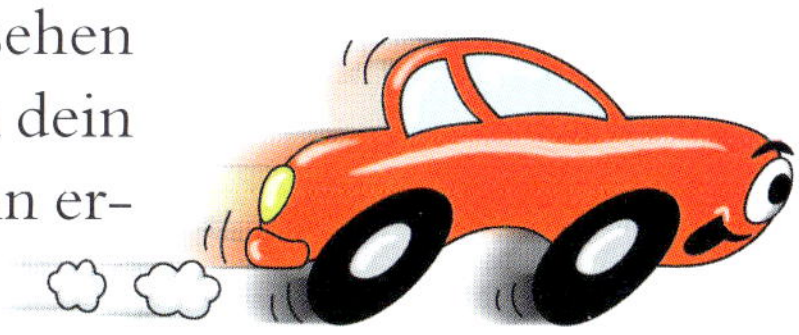

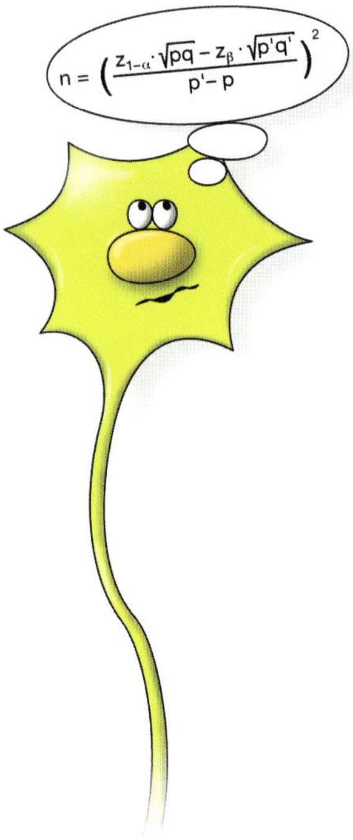

innerst du dich und kannst ihm sagen, sie ist weggefahren. Dein Gedächtnis hat es sich gemerkt.
Darum nerven die Erwachsenen euch Kinder auch ständig, ihr sollt in der Schule aufpassen. Wer es schafft, im Unterricht so konzentriert mitzumachen, dass der Stoff gleich im Langzeitgedächtnis gespeichert wird, der braucht das nicht später daheim zu lernen.
– Manches kann man sich aber nicht gleich merken.
– Das ist klar, Julia. Deshalb wendet man einen Trick an: die Wiederholung. Wenn du hundertmal gehört hast: »Drei mal sieben ist einundzwanzig«, dann prägt sich das auch in den faulsten Gehirnzellen so fest ein, dass du es noch im Schlaf weißt.
– Schön wär's. Wahrscheinlich müssen sich meine Gehirnzellen einfach zu viel merken.
– Stimmt nicht. Denn je mehr du sie mit Wissen fütterst, desto leistungsfähiger werden sie. Auch wenn du liest und dir das galoppierende Pferd und den schwarzen Ritter vorstellst, beschäftigst du dein Gehirn und trainierst dein Gedächtnis.
Und je aufregender du ein Buch oder ein Erlebnis findest, desto tiefer gräbt es sich in deine Erinnerung ein.
Julia denkt nach.
– Wie wäre es, wenn ich kein Gedächtnis hätte?
– Schrecklich. Du wärst zwar lebendig, aber dein Verstand wäre tot. Stell dir vor: Deine kleine Minka liegt vor dir und du schaust sie an. Dein Gedächtnis bietet dir sofort die Begriffe an, die es zusammen mit dem Wort »Minka« gespeichert hat: »Katze«, »Fell«, »schwarz«, »weich«, »Pfoten«, »Krallen«, »miauen« …
– »schmusen-füttern-spielen-kratzen-klettern-in meinem Bett schlafen«, ergänzt Julia.
– Ohne Gedächtnis würdest du dieses »Etwas« ansehen und nicht erkennen, was es ist, selbst wenn du die Hand auf Minkas Fell legst. Es gibt kein Erkennen ohne Erinnerung.
– Dann erkenne ich also mei-

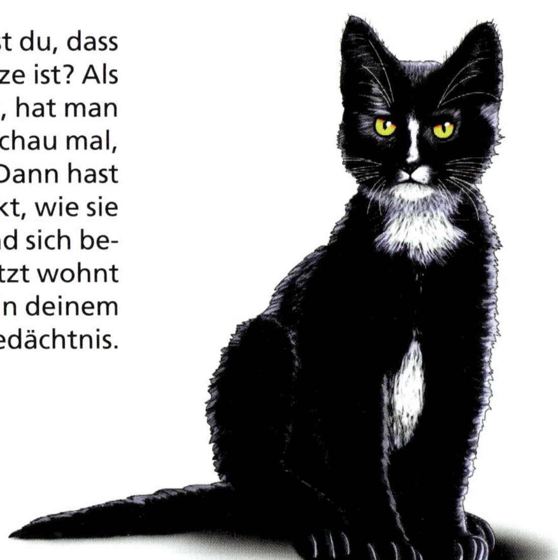

Wieso erkennst du, dass das eine Katze ist? Als du klein warst, hat man dir gesagt: Schau mal, eine Katze! Dann hast du dir gemerkt, wie sie aussieht und sich bewegt, und jetzt wohnt sie für immer in deinem Gedächtnis.

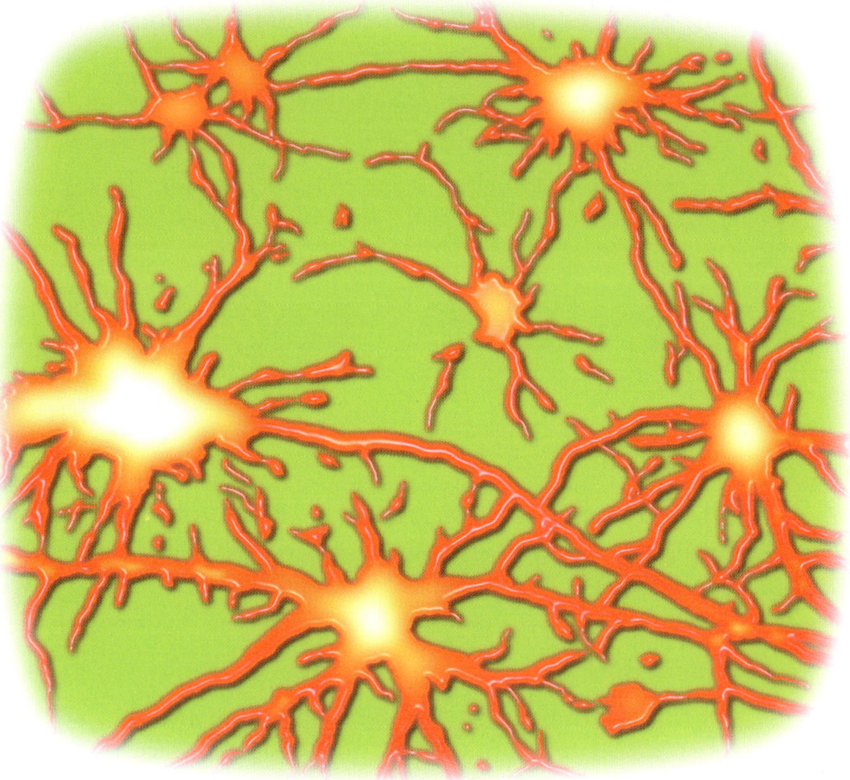

ne Mama, weil ich im Kopf gespeichert habe, wie sie aussieht und wie ihre Stimme klingt.
– Und wie sie riecht und sich anfühlt, wenn du sie umarmst.
Das Gedächtnis brauchst du aber auch zu vielen anderen Dingen. Du bist gut im Radfahren. Selbstverständlich denkst du nicht darüber nach, wann du ein Pedal nach unten treten musst. Das macht das Gedächtnis, das den Beinmuskeln automatisch sagt, was sie tun sollen.
– Wenn ich laufe, überlege ich ja auch nicht dauernd: linker Fuß, rechter Fuß. Und wenn ich singe, dann weiß ich, welcher Ton kommt, weil ich die Melodie gespeichert habe.
– Genau.
– Ich verstehe aber trotzdem nicht, wie das Gehirn sich das alles merken kann. Wie macht es das?
– Es macht noch viel mehr. Es befiehlt über seine Millionen von Nervenleitungen jeden Herzschlag und jeden Atemzug. Es sorgt dafür, dass Magen und Darm alles richtig verdauen. Es kontrolliert die Hormone, die deinen Busen wachsen lassen. Es ist eben die Befehlszentrale des ganzen Körpers. Auch die Gefühle, also

Die Milliarden Nervenzellen im Gehirn sind durch unendlich viele Verzweigungen miteinander verbunden. Dadurch können sie ständig Nachrichten austauschen. Wenn wir denken, sausen elektrische Signale durch unseren Kopf wie durch einen Computer.

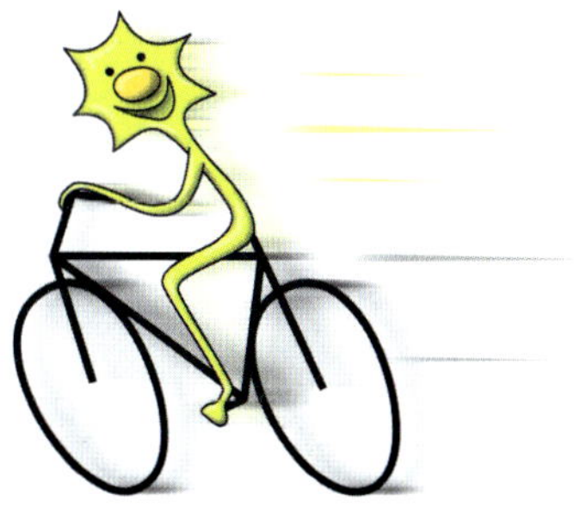

wenn du traurig bist oder glücklich, entstehen in bestimmten Abteilungen im Gehirn.
Du weißt ja schon, dass jeder Mensch ungefähr 3 Milliarden Hirnzellen besitzt. Die meisten von ihnen haben feste Aufgaben. Aber sie sind alle durch Nervenfasern noch einmal millionenfach miteinander verbunden. Überall, wo sich die Nervenfasern kreuzen, gibt es elektrische Kontakte, durch die Informationen weitergeleitet werden können. So entsteht ein dichtes Nachrichtennetz im Gehirn. Man kann durch eine besondere Untersuchung sogar sichtbar machen, wenn jemand denkt. Die Bereiche des Gehirns, die besonders intensiv arbeiten, leuchten dann auf.
Julia lacht.
– Meine Hirnzellen glühen sogar, wenn ich eine Mathe-Schulaufgabe schreibe. So, und jetzt lese ich weiter. Hab ich dir erzählt, dass ich auch schon mal von einem schwarzen Ritter geträumt habe?
– Da hast du am Abend bestimmt ein *Star Wars*-Video gesehen mit deinem Liebling – wie heißt er, *Luke*? – in der Hauptrolle.
– Quatsch. Du bist gemein.

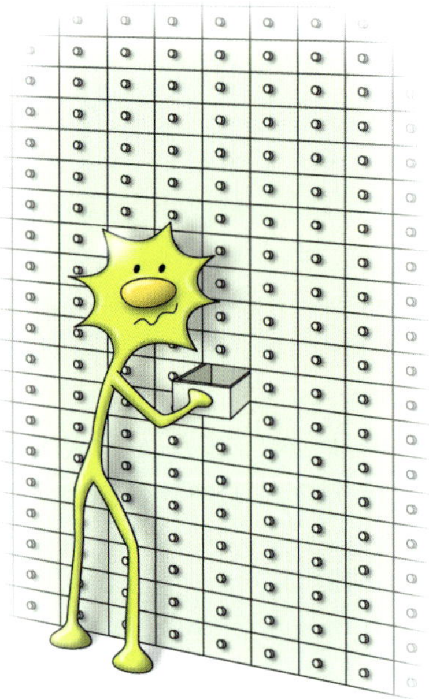

Die Wunderpumpe

Wie funktioniert mein Herz?

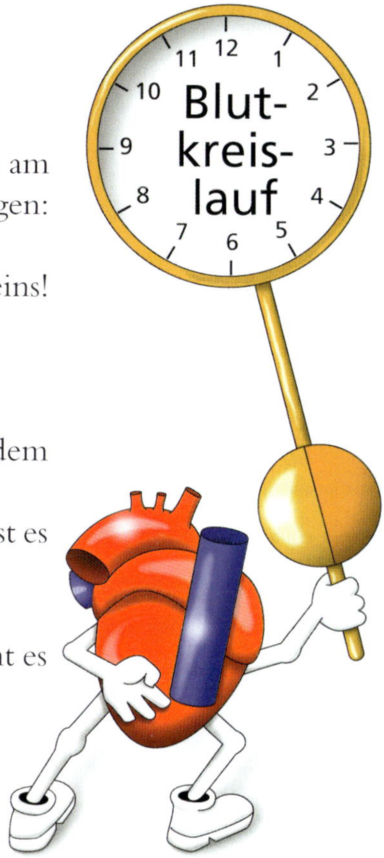

Julias Bruder Benni stürmt herein.
Benni ist gerade zehn Jahre alt geworden. Wenn er nicht am Computer sitzt oder Fußball spielt, ordnet er seine Sammlungen: glitzernde Steine, Münzen und Muscheln.
– Wir brauchen in der Schule ein Herz!, ruft er, du hast doch eins!
– Das hoffe ich doch sehr, dass ich ein Herz habe.
– Nein, Quatsch, nicht so eins. Eins zum Aufstellen.
– Ein Schokoladenherz?
– Nein, du bist doch Ärztin. Hast du nicht so ein Modell, an dem man sieht, wie alles funktioniert?
– Ach so, das meinst du. Ja, habe ich. Irgendwo weggeräumt. Ist es denn so eilig?

Das Herz ist aus Plastik und man kann es aufklappen. Jetzt steht es vor Benni auf dem Tisch.
– Weißt du überhaupt, wie ein Herz funktioniert?
– Na ja. Also, ehrlich gesagt: nein.
– Willst du's denn wissen?
– Eigentlich schon.
– Also gut, wenn du ein bisschen Zeit hast, erklär ich es dir.
– Jetzt muss ich zum Essen, aber ich komm heute Nachmittag wieder. Kann ich noch ein paar Freunde mitbringen und Julia?
Später sitzen sie alle um das Plastikherz herum: Karli, Goran, Tommy, der kleine Jens, Benni und Julia.
– Was macht denn eurer Meinung nach das Herz in unserem Körper?
– Es schlägt.
– Wie, »es schlägt«? Was heißt das?
Sie reden alle durcheinander:
– Also, es bewegt sich! – Es macht bumm-bumm! – Es klopft! – Es pumpt das Blut!
– »Blut pumpen« klingt schon ziemlich gut. Das Herz ist tatsächlich eine unglaublich leistungsfähige Pumpe. Überlegt mal:

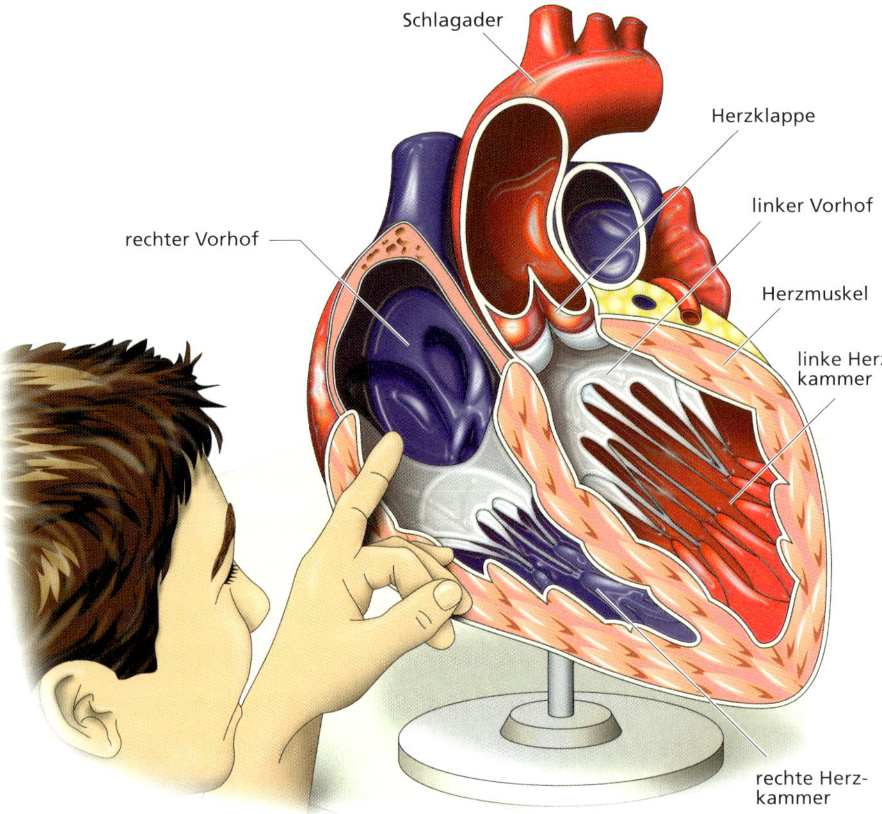

An diesem Modell erkennt ihr, dass das Herz aus vier Kammern besteht. Es schlägt 100 000-mal am Tag und pumpt dabei über 7000 Liter Blut durch die Adern. So wird der ganze Körper mit Sauerstoff und Nahrung versorgt.

In einer Minute schlägt das Herz ungefähr 70-mal und versorgt dabei das Gehirn, die Augen, Arme, Beine, also den ganzen Körper mit frischem Blut. Das Blut – insgesamt ungefähr fünf Liter – muss danach durch die Lunge gepumpt werden, wo es neuen Sauerstoff auftankt. Wer von euch ist gut im Rechnen? Fünf Liter pro Minute, in einer Stunde 60-mal so viel, das sind in 24 Stunden?

Benni ist im Kopfrechnen nicht zu schlagen.

– 7200!, ruft er, noch bevor Tommy mit seinem Taschenrechner so weit ist.

– 7200 Liter, das muss man sich mal vorstellen! Und das täglich, 365-mal im Jahr, vielleicht 80 Jahre lang.

– In Schaltjahren 366-mal!

Die Kinder sind beeindruckt.

– Wir hatten neulich ein großes Bierfass bei unserem Gartenfest, da waren 50 Liter drin, erzählt Jens.

– Das pumpe ich ja locker in zehn Minuten, prahlt Benni.

– Was heißt da »ich«? Jeder von uns! Oder?

– Ich wusste gar nicht, dass du Bier in deinen Adern hast!

Julia lacht.

– Jetzt schauen wir uns diese Wunderpumpe mal genauer an: Das Plastikherz hier ist rot. Das soll zeigen, dass es ein Muskel ist. Zwei dicke Adern führen hinein, zwei gehen wieder raus. Und wenn wir an diesem Modell eine Seite aufmachen, dann sehen wir, dass jede Herzseite zwei Räume hat. Dazwischen gibt es jeweils eine Verbindungstür, die nennt man »Herzklappe«.

Jetzt stellt euch vor, dass das Blut von der Lunge aus durch eine der dicken Adern in die linke Seite des Herzens fließt. Jetzt ist es hier, im ersten Raum, im so genannten Vorhof angekommen. Einen Moment dauert es noch, bis sich der Vorhof ganz gefüllt hat, dann geht die Tür am Boden auf und das Blut stürzt in die große Kammer hinunter. Die Tür schlägt zu. Aber neben dieser Tür öffnet sich eine andere. In diesem Moment zieht sich der Herzmuskel zusammen, das heißt, die Wände der Kammer werden dick und dicker und pressen das Blut mit ungeheurer Kraft hinein in diese große Ader, die Schlagader. Von dort aus strömt es in alle Organe des Körpers und versorgt sie mit Sauerstoff und Nährstoffen. Wenn das Blut zurückkommt, wird es in die rechte Hälfte des Herzens geleitet. Dort passiert das Gleiche wie vorher in der linken Seite, nur dass es jetzt in Richtung Lunge gepumpt wird, wo es wieder Sauerstoff »tankt«.

– Was ist eigentlich ein Muskel?, fragt Goran und befühlt das Plastikherz.

– Ein Muskel ist eine Ansammlung von vielen, ganz dünnen Fasern aus bestimmten Eiweiß-Stoffen. Wenn sie ein elektrisches Signal bekommen, ziehen sie sich zusammen. Die Herzmuskeln sind so angeordnet, dass sie sich beim Zusammenziehen wie eine Faust um die Herzkammern schließen. Natürlich sind das ganz besonders starke Muskelzellen, die diese schwere Arbeit 100 000-mal am Tag verrichten.

– 100 000-mal? So oft?, wundert sich Julia.

– Rechne doch mal: 70-mal in der Minute, 60 Minuten hat die Stunde. Und das mal 24 ist wie viel?

Diesmal ist Tommys Taschenrechner schneller.

– 70 x 60 x 24 macht 100 800.

– Und woher kriegt das Herz den Strom? Du hast doch was von elektrischen Signalen gesagt.

– Gute Frage, Julia! Den Strom für die Signale, die das Herz zum Schlagen bringen, erzeugt das Herz selber. Es hat eine kleine che-

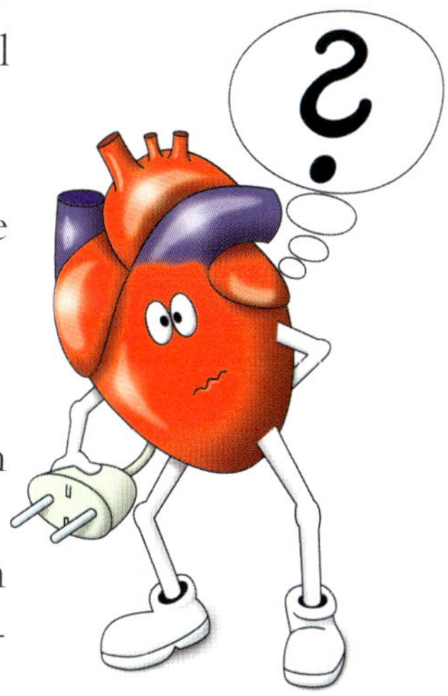

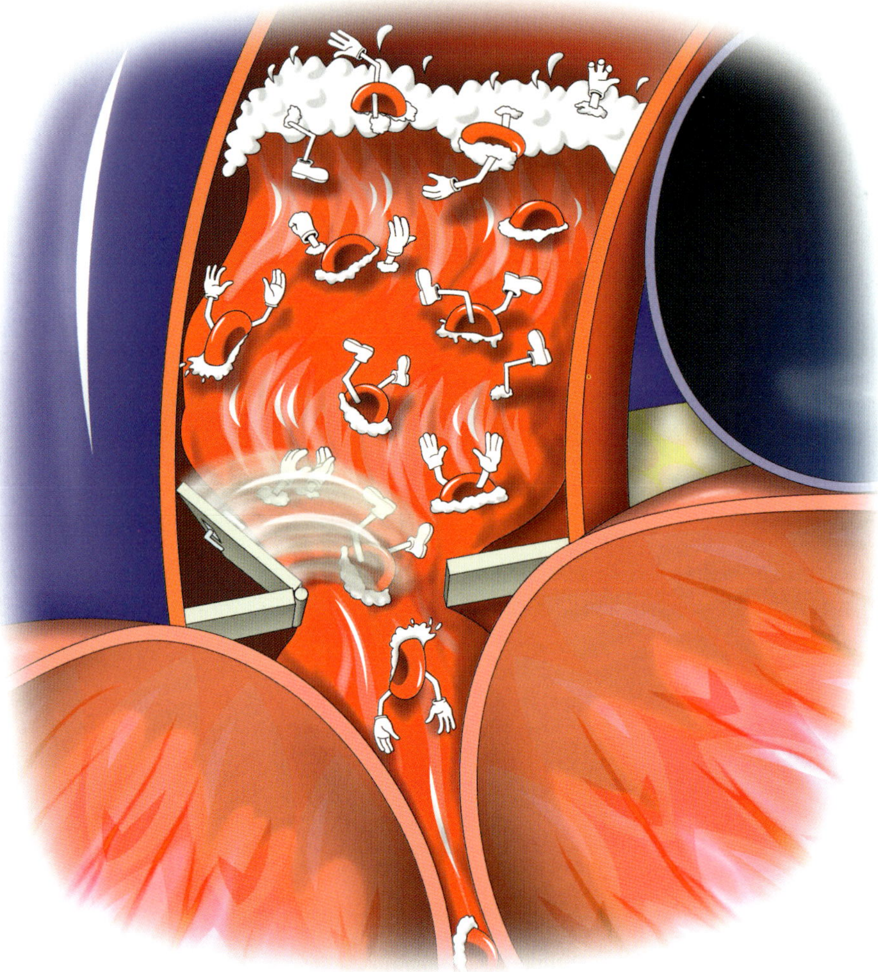

Der Herzmuskel ist ein Wunder an Kraft und Ausdauer. Wie eine große Faust presst er das Blut durch die Klappe hinein in die Schlagader. Dann schließt sich die Tür, das Herz füllt sich mit Blut, pumpt es wieder in die Adern und so weiter, Tag und Nacht, Jahr um Jahr.

mische Batterie oder sagen wir: einen Akku eingebaut, den man Sinusknoten nennt. Das ist eine Ansammlung von Zellen – ihr wisst ja, dass alles im Körper von Zellen gemacht wird –, die 70-mal in der Minute einen kleinen Stromstoß aussenden. Der wird dann von anderen Zellen weitergeleitet, bis sich die Herzmuskeln zusammenziehen.

– Was passiert, wenn der Strom mal ausfällt?

– Das gibt es tatsächlich bei bestimmten Krankheiten. Vor allem, wenn das Herz über das Blut nicht genügend Sauerstoff bekommt. Aber auch dafür hat die Natur Vorsorge getroffen. Wenn ganz lange kein elektrischer Reiz kommt, dann springt im Herzmuskel eine Art Notstrom-Maschine an und das Herz kann weiter schlagen, wenn auch langsamer. Sollte das öfter passieren, können die Ärzte dem Patienten eine künstliche kleine Batterie, die man »Herzschrittmacher« nennt, unter die Haut operieren. Dieser Schrittmacher übernimmt dann die Arbeit der Stromzellen.

– Mein Großvater hat so einen gekriegt, sagt Jens. Den sieht man aber gar nicht, nur wenn man es weiß.
– Habt ihr noch Lust, eure eigenen Herztöne zu hören? Mit meinem Stethoskop?
Natürlich haben sie Lust. Das Problem ist nur, dass keiner so genau weiß, wo das Herz im Körper zu finden ist.
– Benni, was du da abhörst, ist der Magen!
– Ich hör aber was!
– Klar. Dein Magen knurrt, weil du schon wieder Hunger hast. Das Herz liegt links in der Brust – hinter den Rippen!
– Was ist denn das eigentlich, dieses Bumm-bumm –, Bumm-bumm –?
– Das Geräusch kommt von den Klappen. Wenn sie sich mit einem Ruck schließen. Dann gibt es diesen leisen Knall.
– Gibst du uns dein Steto ... na, dieses Hörgerät auch mit für die Biostunde morgen?
– Nur wenn ihr mir versprecht, dass ihr es heil zurückbringt. Das gilt übrigens auch für das Plastikherz!

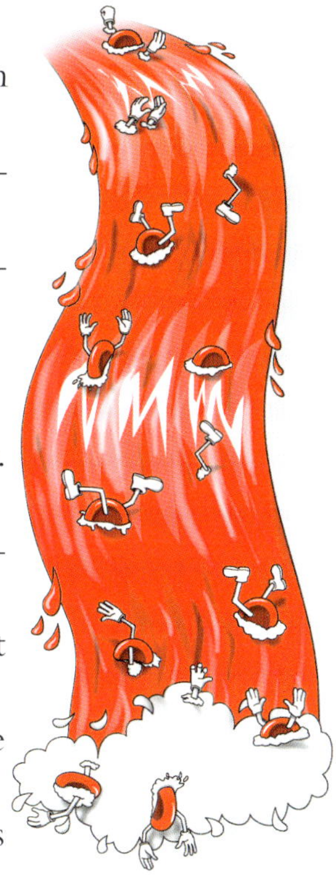

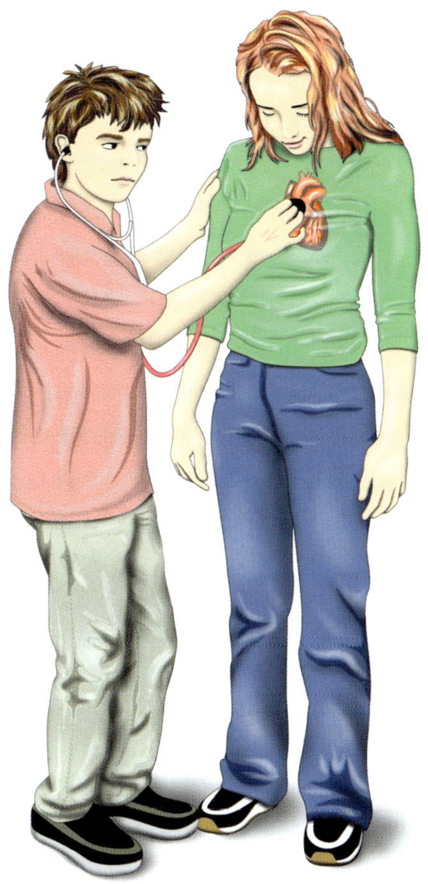

Habt ihr gewusst, wo das Herz im Körper liegt? Mit einem Stethoskop kann man das Bumm-bumm der Klappen hören. Übrigens: Gerade als junger Mensch sollte man sich viel bewegen und Sport machen, damit das Herz stark wird.

Kreislauf? Wer läuft denn da im Kreis?

Julia wird in den Körper gebeamt und erkundet die Blutgefäße

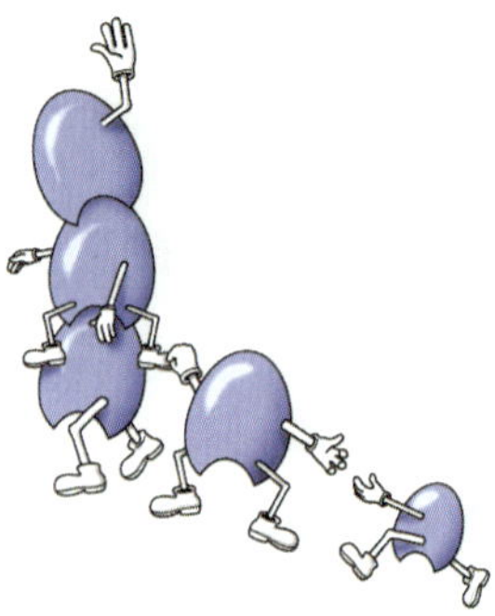

Julia erzählt.
– Stell dir vor, gestern ist Sarah in der Schule umgefallen. Einfach so, nach dem Turnen. Wir haben sie gerade noch auffangen können, sonst wär sie voll auf den Boden geknallt. Sie war ganz weiß im Gesicht. Dann ist die Schulärztin gekommen und hat was von »Kreislaufschwäche« gesagt. Da ging es Sarah aber schon wieder besser. Was ist eigentlich »Kreislaufschwäche«?

– Kreislauf ist der Weg, den das Blut ständig in unserem Körper zurücklegt, angetrieben von der Kraft des Herzmuskels. Du weißt doch, dass wir wahnsinnig viele Blutgefäße haben, dicke, mitteldicke und ganz dünne Adern. Man kann sie sich als kleine Schläuche aus Muskeln vorstellen. In denen fließt das Blut mit einer gewissen Geschwindigkeit, das heißt mit einem bestimmten Druck. Wenn dieser Druck einmal schwächer wird, dann bekommt das Gehirn nicht mehr genügend Sauerstoff und Nahrung und man wird ohnmächtig.
Übrigens: Es ist ziemlich interessant, was in unseren Blutgefäßen alles passiert. Hast du Lust, ein Spiel mit mir zu machen?
– Was für ein Spiel?
– Ich zaubere dich jetzt winzig klein, so klein wie ein rotes Blutkörperchen. Dann beame ich dich in ein Blutgefäß und du kannst den Kreislauf selbst mitmachen.
– Im Ernst?
– Quatsch – in Gedanken.
– Ach so. Wie soll das gehen?
– Weißt du, wie groß ein Zentimeter ist?
– Klar.
– Du schrumpfst jetzt, bis du nur noch ein tausendstel Zentimeter groß bist. Achtung, es geht los!

Julia lacht.
– Hilfe, das zwickt und kribbelt!
– Jetzt kann ich dich nicht mehr sehen. Obwohl du immer noch ein wenig größer bist als die roten Blutzellen. So, und jetzt ab mit dir, hinein in ein Blutgefäß! Fertig? Beamer an! Los!
Hallo, kannst du mich noch hören? Wo bist du?
Julia legt ihre Hände vor den Mund und die Augen.
– Keine Ahnung. Ich schwimme in einem roten Strom.
– Gut, Julia! Und um dich herum sind tausende von runden roten Scheiben, nicht wahr?
– Ja.
– Dazwischen treiben große durchsichtige Bälle mit bunten Kernen im Innern, manchmal auch mit Tupfen. Hör zu: Die Scheiben sind die roten, die Bälle die weißen Blutkörperchen. Dann siehst du noch »Blutplättchen«. Die sind viel kleiner und sehen ein bisschen aus wie Tannenzapfen. Häng dich jetzt mal an eine der roten Blutzellen und frag sie, wo ihr gerade seid.
– Wo sind wir, kleines rotes Monster?
– Auf dem Weg zur Lunge. Dort nehmen wir rote Blutkörperchen frischen Sauerstoff auf, den wir zu den anderen Körperteilen transportieren müssen. Halt dich gut fest, in der Lunge wird es eng.
Julia kichert.

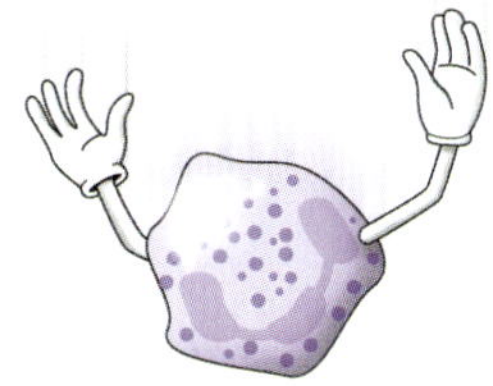

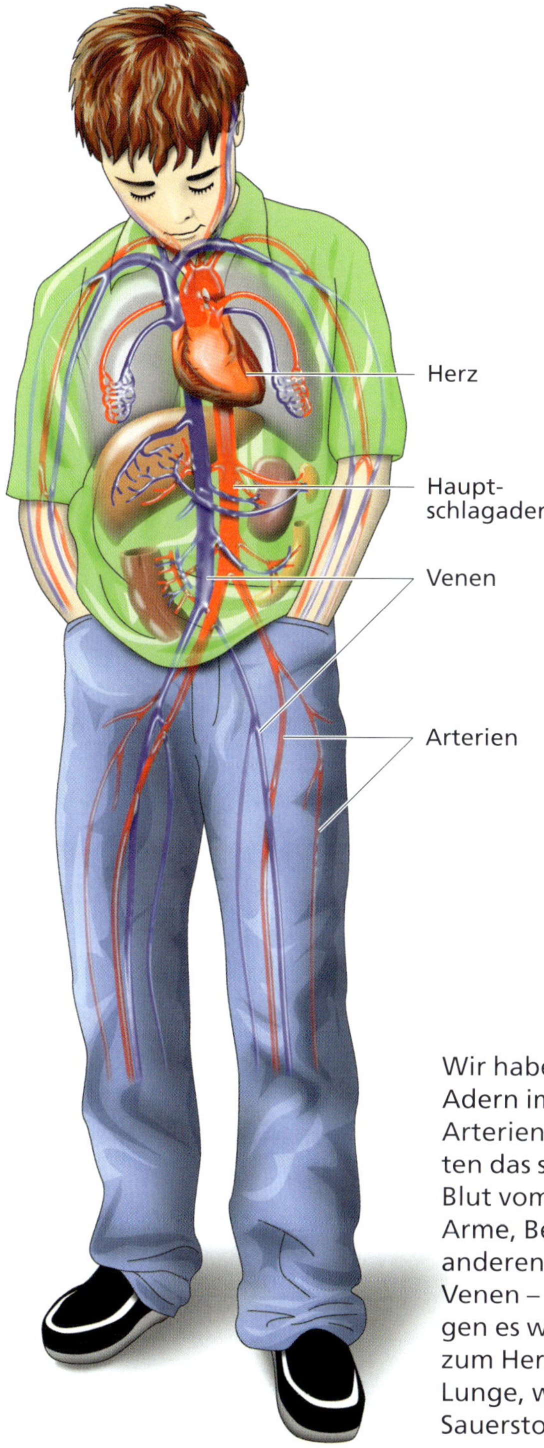

Wir haben zweierlei Adern im Körper: die Arterien – hier rot – leiten das sauerstoffreiche Blut vom Herz in die Arme, Beine und alle anderen Organe. Die Venen – hier blau – tragen es wieder zurück zum Herz und zur Lunge, wo es neuen Sauerstoff tankt.

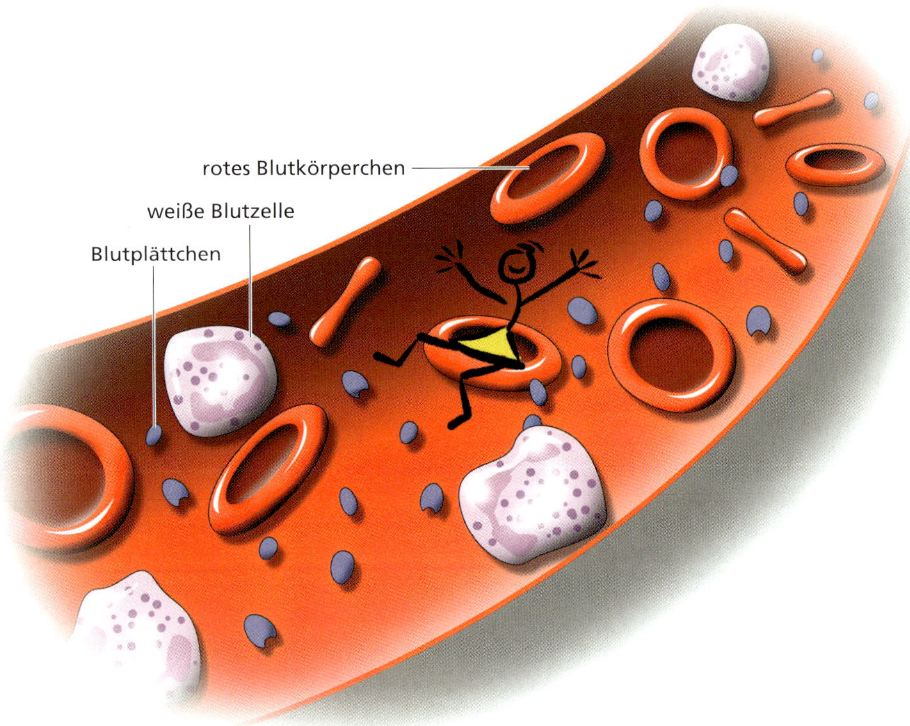

Stell dir einmal vor, du könntest ein Blutgefäß von innen sehen: Rote und weiße Blutkörperchen und die kleinen Blutplättchen schwimmen dort herum. Und natürlich auch Nahrung für die Zellen und die vielen Nachrichten, die von einem Organ zum anderen geschickt werden.

– Sehr eng. Warum eigentlich?
– Weil ihr durch winzige Adern schlüpfen müsst. Auf der anderen Seite der Aderwand befinden sich die luftgefüllten Lungenbläschen. Jetzt laden die roten Blutkörperchen erst einmal das verbrauchte Gas ab, das sie mitgebracht haben. Es dringt durch die Wand in die Lunge und wird später ausgeatmet. Gleichzeitig strömt der eingeatmete Sauerstoff durch die Wand des Blutgefäßes und wird von den roten Blutzellen Huckepack genommen. Das Blut enthält jetzt viel Sauerstoff und sieht deshalb hellrot aus.
– Und jetzt?
– Die Röhre, in der ihr schwimmt, wird wieder größer. Ihr seid jetzt auf dem Weg zum Herzen.
– Cool! Müssen wir da durch?
– Ja, klar. Erst durch den linken Vorhof und dann in die linke Hauptkammer. Und jetzt halt dich fest. Der Herzmuskel zieht sich zusammen, es gibt einen gewaltigen Schub und in einer riesigen Welle stürzt ihr in die Hauptschlagader.
– Jaaaa! Und wohin jetzt?
– Jetzt verteilt sich der Blutstrom im ganzen Körper. Ein Teil geht ins Gehirn, ein anderer in die Arme oder zu den Organen im Bauch und zuletzt in die Beine.

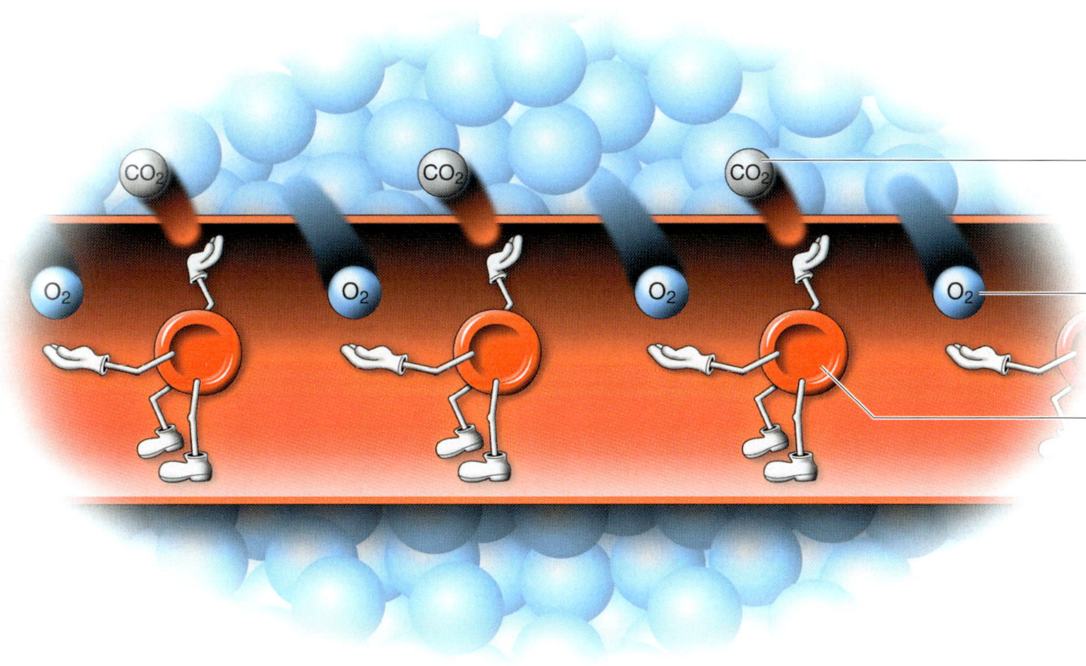

– Ich schwimme ins rechte Bein.

– Merkst du, wie das Blut immer noch in Wellen fließt – mit jedem Herzschlag? Pass auf – du bist jetzt im Bein angekommen. Da werden die Adern wieder enger und enger. An der engsten Stelle lädt deine rote Blutzelle den Sauerstoff ab, der ins Gewebe dringt, und packt sich das verbrauchte Gas, das Kohlendioxid, wieder auf. Ganz langsam schwimmt ihr jetzt in anderen Adern, in den Venen, nach oben.

– Ist das Blut jetzt wieder dunkel?

– Richtig, dunkelrot. Man nennt es das Venenblut. Jetzt müsst ihr noch einmal durch das Herz, diesmal aber durch die rechte Seite, und dann geht es Richtung Lunge. Der Kreislauf ist geschafft.

– Okay. Beamst du mich zurück?

– Bitte sehr. Beamer an!

Julia nimmt die Hände runter.

– Wozu hat man eigentlich die weißen Blutkörperchen?

– Das ist die Körperpolizei. Wenn irgendwo etwas nicht stimmt, zum Beispiel Krankheitserreger in den Körper eingedrungen sind, dann sausen sie da hin, stürzen sich auf die gefährlichen Feinde und versuchen sie zu vernichten.

– Und die komischen Tannenzapfen?

– Die Blutplättchen? Die braucht man, wenn man sich verletzt

Hier fließt das Blut gerade durch die Lunge. Die roten Blutkörperchen laden die verbrauchte Luft, das CO_2, ab und holen sich aus den Lungenbläschen neuen Sauerstoff (O_2), den sie dann wieder zu den Zellen transportieren.

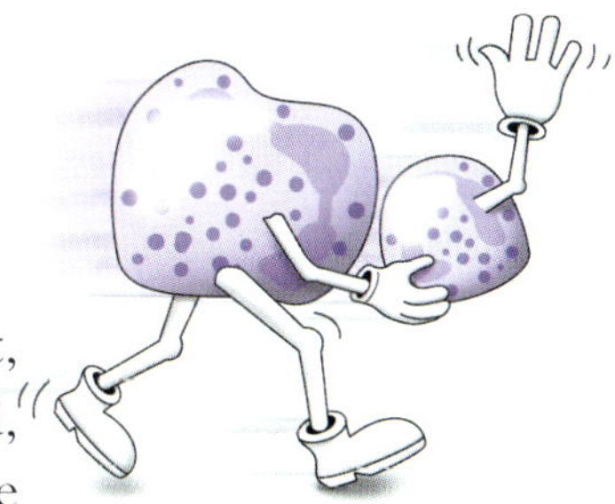

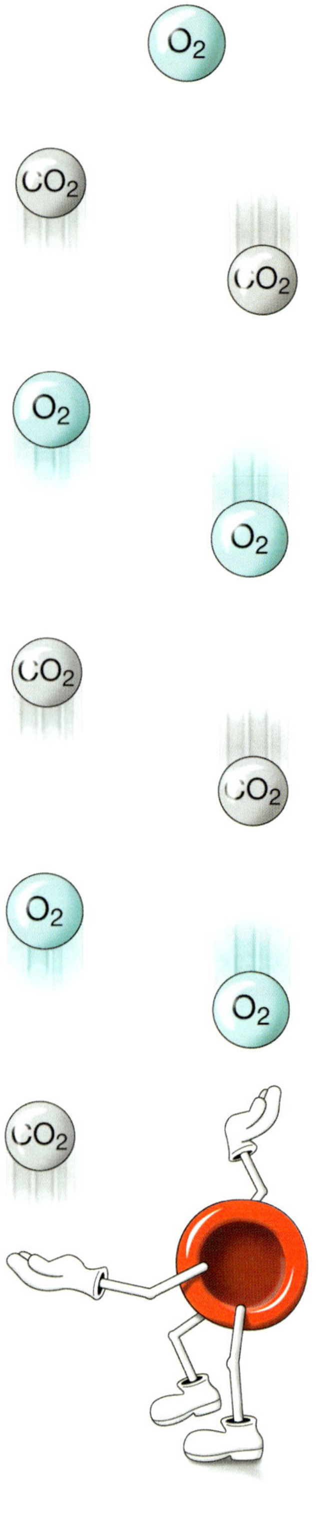

hat und blutet. Sie dichten die blutende Stelle ab und schließen damit die Wunde. Wie das genau geht, erzähle ich dir ein andermal.

– Noch eine Frage: Was war denn mit Sarah los, als sie nach dem Turnen umgefallen ist?

– Junge Mädchen, die schnell gewachsen sind, haben manchmal einen ziemlich niedrigen Blutdruck. Der steigt zwar an, wenn sie Sport machen, kann danach aber vorübergehend stark abfallen und dann wird es einem schwarz vor Augen.

Ihr habt sie bestimmt hingelegt, das war richtig. Wenn ihr dann auch noch ihre Beine hochgehalten hättet, wäre noch mehr Blut ins Gehirn geflossen.

– Haben wir gemacht. Unsere Lehrerin hat uns das gesagt.

– Sarah braucht deswegen keine Angst zu haben. Solche Schwindelanfälle hat man meist nur vorübergehend. Irgendwann lernt der Körper, den Blutdruck gleichmäßig zu halten.

Was macht der Bauch mit all dem Essen?

Eine Reise durch den Magen und den Darm

Die Kinder sitzen beim Mittagessen.
– Was passiert eigentlich mit dem Essen im Bauch?, fragt Benni.
– Ach, Benni, das ist doch klar, sagt Julia, der Körper verdaut es.
– Das weiß ich auch. Aber wie? Wie macht er das?
– Das ist eine richtig spannende Geschichte. Wenn ihr Lust habt, könnt ihr das Hühnchen und den Brokkoli auf dem Weg durch den Körper begleiten.
Benni schaut zweifelnd.
– Begleiten? Was soll denn das heißen?
– Das ist ein Spiel, Benni! Wir tun so, als würden wir mit durch den Magen und den Darm rutschen.
– Ach so.
– Ihr braucht nur ein geeignetes Fahrzeug dafür.
– Ein Boot, schlägt Julia vor.
Benni grinst.
– Quatsch, das ist zu gefährlich. Wenn wir da rausfallen, werden wir mit verdaut. Ich denke, wir nehmen eine Raumfähre.

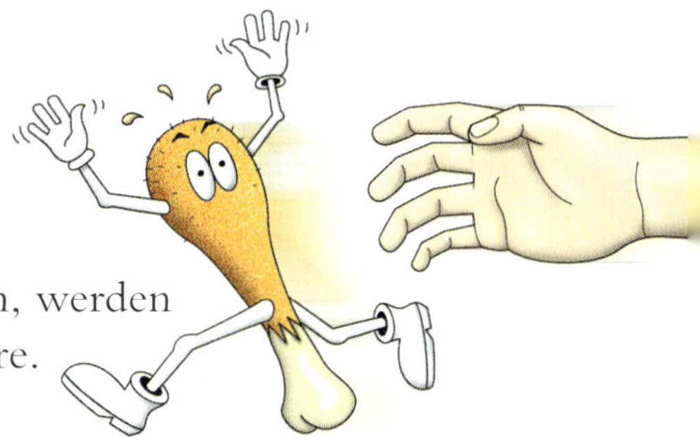

– Na gut, erste Station: der Mund. Was passiert dort? Was seht ihr?
– Ein fürchterliches Durcheinander. Das Hühnchen wird klein gehackt.
– Richtig. Die Zunge presst es zwischen die Backenzähne und die zerkauen es mit großer Kraft. Gleichzeitig wird es mit Speichel begossen und zu einem weichen Brei geformt. Achtung, jetzt schiebt die Zunge den Bissen dahin, wo die Speiseröhre beginnt, und dann – schluck! – saust alles hinunter in den Magen.
– Wie auf einer Rutschbahn.
– So ähnlich. Nur dass die Rutschbahn ein Muskelschlauch ist, der euch kräftig nach unten drückt. Wie geht es dem Raumschiff?

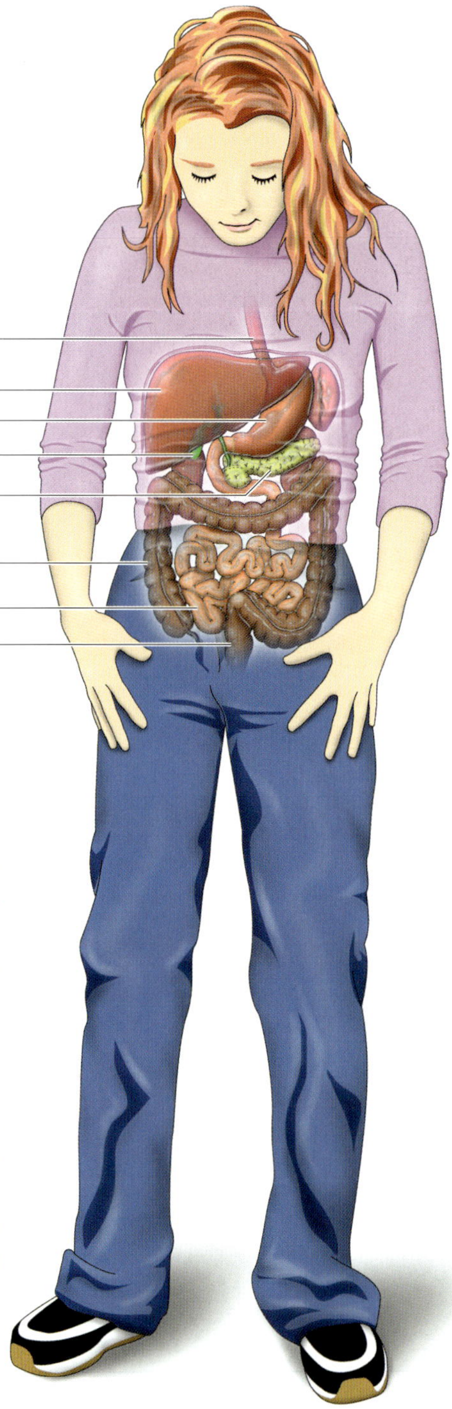

Um ein Butterbrot oder ein Stück Schokolade so zu verwandeln, dass dein Körper das Gute aufnehmen und das Schlechte ausscheiden kann, muss es von den Verdauungsorganen – Magen, Gallenblase, Leber, Bauchspeicheldrüse und Darm – in winzigste Teilchen zerlegt werden. Stell dir vor: Dein Darm ist 6 Meter lang und hat eine Gesamtfläche von 200 Quadratmetern!

– Gut. Aber wir können nicht viel sehen.

– Das glaube ich. Es ist finstere Nacht. Aber wenn ihr die Scheinwerfer einschaltet, dann seht ihr, dass ihr in einen See gefallen seid und dass hier im Magen die Hölle los ist. Die Wände türmen sich vor euch auf und versuchen euch zu zerdrücken. Aus jeder Ecke spritzt Flüssigkeit, wie aus einer Wasserkanone. Ihr werdet ständig hin und her geworfen. Vom Brathuhn ist bald nichts mehr zu erkennen, es hat sich in diesem Meer aus sauren Säften bereits aufgelöst.

Ihr könnt euch den Magen wie einen Sack aus Muskeln vorstellen, der innen mit einer dicken Schleimhaut überzogen ist. Die Zellen der Schleimhaut produzieren die saure Flüssigkeit, die man braucht, damit die Verdauung beginnt.

– Und wieso löst sich der Magen nicht selbst auf?

– Gute Frage! Die Zellen sind mit einer Schleimschicht überzogen, die sie schützt.

– Igitt, Schleim!

Benni macht ein angeekeltes Gesicht.

– Macht doch nichts, wir sitzen doch im Raumschiff, sagt Julia.

– So, als Nächstes schlüpft ihr mit dem Speisebrei durch eine

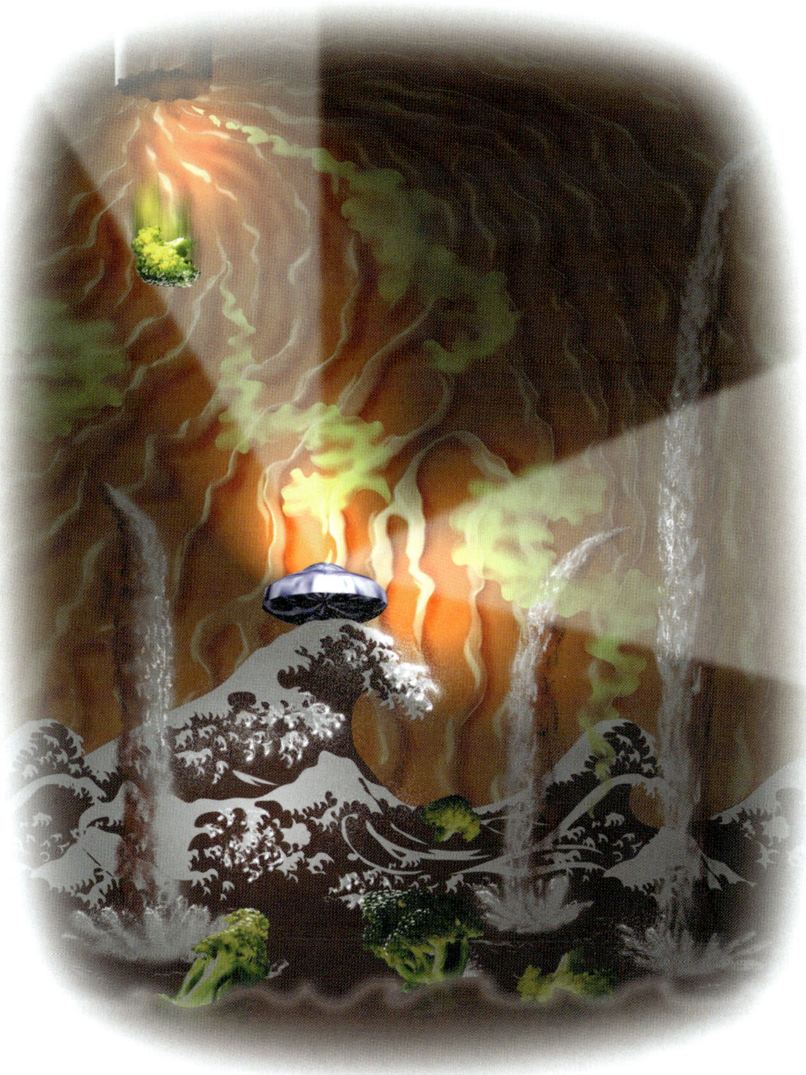

kleine Öffnung am Ende des Magens in den Darm. Von jetzt an geht es darum, das Gute aus der Nahrung von dem zu trennen, was der Körper nicht brauchen kann. Die wertvollen Stoffe werden ins Blut geleitet, das Schlechte wird wieder ausgeschieden. Das ist aber nicht so einfach und es dauert eine gewisse Zeit. Deshalb ist der Darm auch sehr lang. Schätzt mal, wie lang. Benni schaut auf seinen Bauch.

– 50 Zentimeter? Oder 60?

– Beim Erwachsenen sechs Meter. Bei euch natürlich etwas weniger.

– Wahnsinn!

– Also, die Raumfähre ist jetzt in den vorderen Teil des Darms –

Hey, was tut ein Raumschiff im Magen? Es ist eine Beobachtungsstation, von der aus du dir vorstellen kannst, dem wilden Treiben im Magen zuzuschauen. Die Magenwände und die Verdauungssäfte müssen das kleinkriegen, was der Mensch gerade gegessen hat: Hühnchen, Brokkoli kannst du noch sehen, das Übrige ist schon zermatscht.

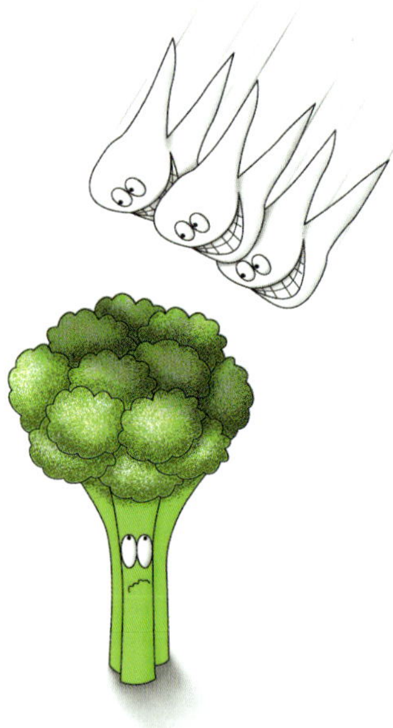

man nennt ihn den Zwölffingerdarm – gerutscht. Während ihr auf dem Speisebrei schwimmt, seht ihr, dass an einer Stelle ein Fluss in euren Strom mündet: Er bringt die Galle, die von der Leber hergestellt wird, und die Verdauungssäfte aus der Bauchspeicheldrüse. Beides braucht der Darm, um die Nahrung, vor allem Eiweiß und Fett, zu verarbeiten.
– »Bauchspeicheldrüse«, lacht Julia, komisches Wort.
– Das ganze Problem der Nahrungsaufnahme besteht darin, das Essen durch die Darmwände ins Blut zu schaffen. Dazu muss alles in winzigste Teilchen gespalten und nach Nährstoffen getrennt werden. Das machen die Verdauungssäfte. Zum anderen braucht man die riesige Darm-Innenfläche, durch die diese Teilchen hindurchwandern können.
Gerade seid ihr im Dünndarm angekommen. Schaut euch mal um: Die Wände haben sich verändert. Es sieht aus wie in einer unterirdischen Grotte, wo von der Decke und vom Boden Millionen von Säulen oder besser: Zapfen wachsen. Wir sagen dazu »Dünndarm-Zotten«.
– Und wozu sind die da?
– Es sind Teile der Darmwand. Und weil es so viele sind, vergrößert sich die innere Haut des Darms auf eine Fläche von fast 200 Quadratmeter. Könnt ihr euch das vorstellen?
– 100 Meter lang und zwei Meter breit, rechnet Benni, oder 20 Meter lang und zehn Meter breit, oder 200 Meter lang und einen Meter breit. Oder ...
– Richtig. An dieser riesigen Innenfläche können die Nahrungströpfchen jetzt durch die Darmwand ins Innere des Körpers dringen. Auf der anderen Seite der Wand warten kleine Behälter auf sie, um sie mit dem Blutstrom zur Leber zu transportieren.
Benni nagt immer noch an einem Hühnerbein.
– Ziemlich kompliziert, meint er. Und was ist eigentlich los, wenn ich Bauchweh habe?
– Bauchweh hast du, wenn der Darm sehr gedehnt wird, durch Luft oder durch schwer verdauliche Sachen, die du gegessen hast. Es tut aber auch weh, wenn er sich krampfhaft zusammenzieht. Zum Beispiel, wenn du ungewaschenes Obst isst und eine Menge Bakterien schluckst. Die Bakterien schädigen den Darm und du bekommst Durchfall. Oder zumindest Bauchgrimmen.
– Manchmal wackelt es in meinem Bauch.

– Das ist normal. Die Darmschlingen ziehen sich dauernd wellenförmig zusammen, um den Speisebrei weiterzubefördern. Das funktioniert so ähnlich wie eine La-Ola-Welle im Fußball-Stadion.
– Oder wie bei einer Schlange, die eine ganze Maus gefressen hat, sagt Julia, das haben sie mal im Fernsehen gezeigt. Sie seufzt.
Ich kriege jedes Mal Bauchweh, wenn ich am nächsten Tag eine Matheaufgabe schreiben muss.
– Klar, weil du bei deinen Pferden warst, statt zu lernen.
– Hör auf, Benni! Du bist gemein.
– Das ist ein gutes Beispiel dafür, dass Gefühle, zum Beispiel

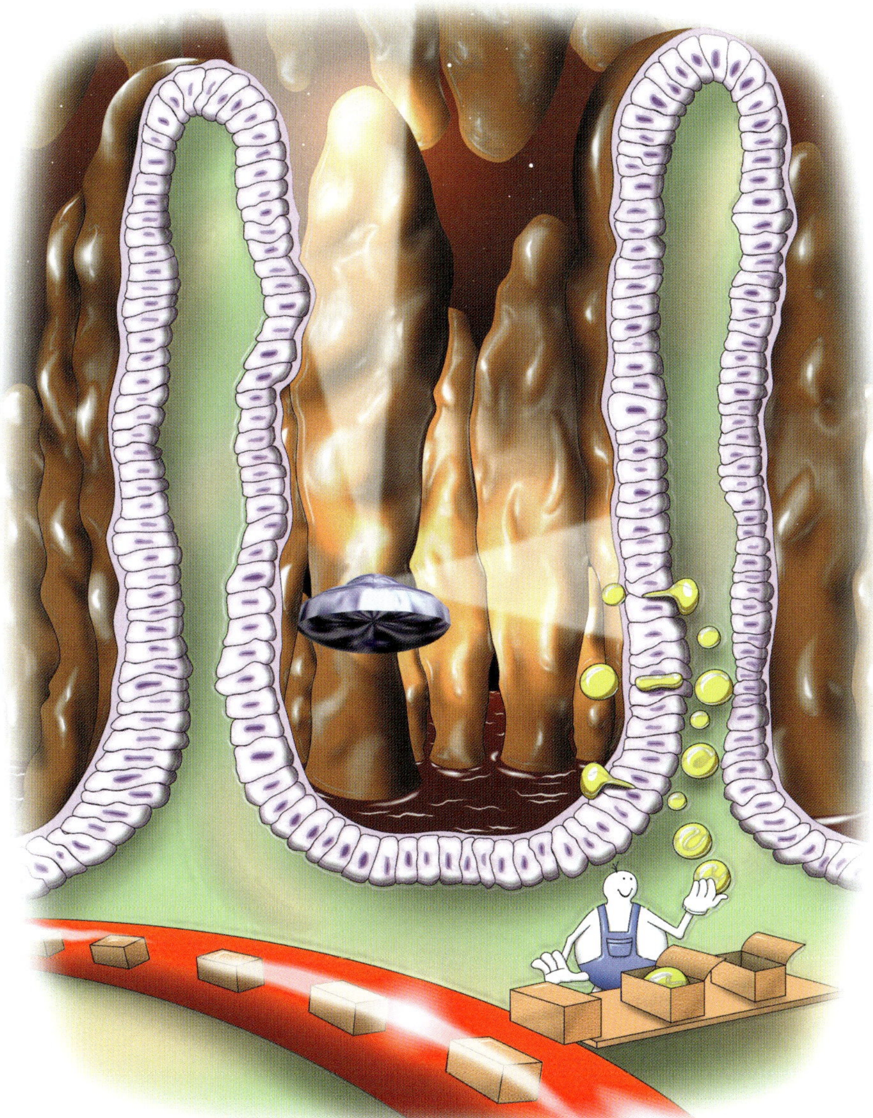

In der Zauberhöhle des Darms schlüpfen die winzigen Nahrungsteilchen durch die Wände, werden auf der anderen Seite verpackt und mit dem Blut zur nächsten Station, der Leber, geschickt.

Angst, eine starke Wirkung auf den Körper haben können. Über die Gehirnzellen beeinflussen sie auch die Nerven des Darms und du bekommst Bauchweh.

So, wir sind aber noch nicht am Ende unserer Reise. Einen Meter Dickdarm müsst ihr noch durchhalten. Seht ihr auf der Seite den Eingang in eine kleine Höhle? Dahinter liegt der Blinddarm oder »Wurmfortsatz«. Er hat keine Aufgaben, aber er kann manchmal Ärger machen, wenn er sich entzündet hat. Dann muss man ihn herausoperieren.

Merkt ihr, wie langsam ihr jetzt vorankommt? Wie zäh der Speisebrei geworden ist, weil viel Flüssigkeit wieder in den Körper zurückgeflossen ist? Es bleiben nur noch die unverdaulichen Stoffe, die träge durch den letzten Teil des Darms wandern. Manchmal gärt es hier und da und es entstehen Luftblasen. Was geschieht mit denen?

Die Kinder lachen.

– Winde! Pupse!

– Genau. Und über die Reste von Hühnchen und Brokkoli brauchen wir uns auch keine Gedanken mehr zu machen. Die verlassen den Darm als ...?

– Scheiße, ich meine Stuhlgang. Bäh.

Benni seufzt.

– Kann ich jetzt noch ein Eis haben?

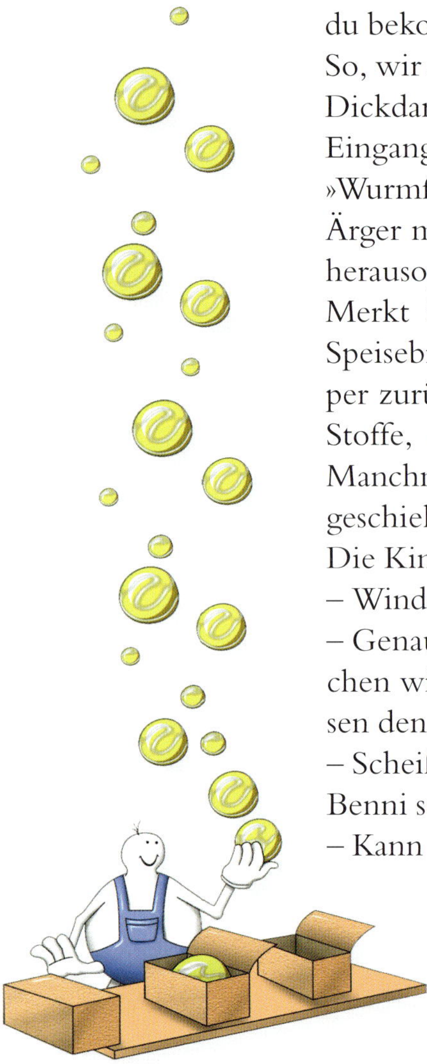

Die Leber ist ein ganz wichtiges Organ. Man kann sie sich wie eine riesige Chemiefabrik vorstellen, in die alles geliefert wird, was mit der Nahrung durch die Darmwand ins Blut gelangt ist. Das sind Nährstoffe, Vitamine, manchmal Medikamente, Hormone, aber auch schädliche Stoffe wie Alkohol oder Umweltgifte. Die Leberzellen sortieren die Nährstoffe, verarbeiten sie sofort zu neuen Substanzen und schicken die dann zu den einzelnen Organen. Neben den chemischen Labors enthält die Leber in ihren Zellen »Vorratskammern«, in denen das aufbewahrt wird, was nicht gleich gebraucht wird. Außerdem ist sie auch unsere Müll-Entsorgungsanlage, die Gifte und verbrauchte Zellen abbaut.

Verrückt – jetzt bin ich eine Frau

Wenn Mädchen ihre Tage haben

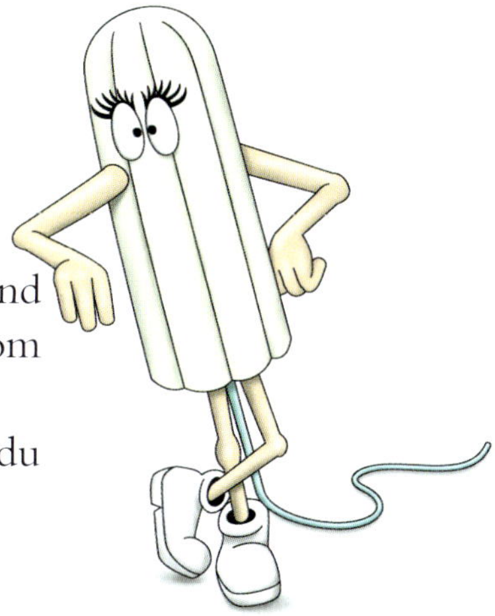

Julia hat ihre Freundin Marni mitgebracht. Sie ist schon 13 und geht in eine höhere Klasse. Die Mädchen kennen sich vom Reiten.
– Marni hat seit ein paar Monaten ihre Periode. Ich dachte, du kannst ihr mal erklären, was da eigentlich passiert.
– Wisst ihr das nicht?
– Doch. Aber nur so ungefähr.
– Am besten zeichne ich euch erst mal auf, wie die weiblichen Geschlechtsorgane aussehen. Wartet, ich hol Papier und Stifte.
Also: Hier ist die Scheide, darüber liegt die Gebärmutter. Das ist das Organ, in dem ein Baby heranwachsen kann. In die Gebärmutter führen am oberen Ende von beiden Seiten her die Eileiter. Warum die so heißen, werdet ihr gleich verstehen. Am anderen Ende der Eileiter seht ihr die Eierstöcke. Hier wachsen immer wieder neue Eizellen heran, eine nach der anderen, und wenn so eine Eizelle ganz fertig ist, löst sie sich aus dem Eierstock. Sie wird aufgefangen von den winzigen Greifarmen des Eileiters und wandert nun in diesem Tunnel in Richtung Gebärmutter. Jetzt wird es spannend. Denn hier entscheidet sich, ob die Eizelle den Partner ihres Lebens trifft: eine männliche Samenzelle, mit der sie sich vereinigen kann.
In der Zwischenzeit hat sich die Gebärmutter darauf vorbereitet, vielleicht ein befruchtetes Ei aufzunehmen und dem Miniwesen, das da entsteht, ein weiches Bett und Nahrung bereitzustellen. Darum wächst an der Innenseite der Gebärmutter eine dichte Schleimhaut und es bilden sich neue Blutgefäße.
– Woher weiß die Gebärmutter denn, dass da ein Ei im Anmarsch ist?
– Durch die Hormone. Sowohl die Eizelle als auch die Eierstöcke und vor allem unsere Befehlszentrale im Gehirn erzeugen ständig

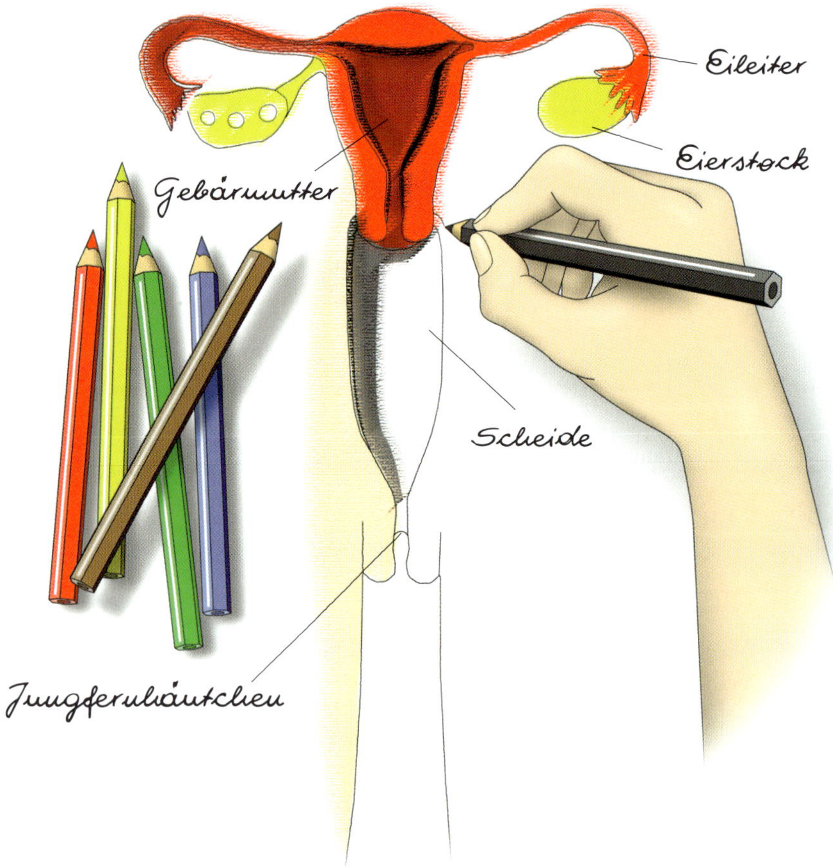

Die weiblichen Eizellen reifen in den Eierstöcken. Einmal im Monat macht sich eine von ihnen auf den Weg zur Gebärmutter. Wenn sie von einer männlichen Samenzelle befruchtet wird, dann entsteht ein Miniwesen, aus dem in neun Monaten ein fertiges Baby wird.

Hormone, also Botenstoffe, die jeden Monat diese Veränderungen bewirken.

Die Eizelle erreicht nach ungefähr 24 Stunden das Innere der Gebärmutter. Nehmen wir einmal an, es hat keine Befruchtung stattgefunden, das heißt, die Eizelle ist auf ihrem Weg keiner männlichen Samenzelle begegnet. Dann geht sie langsam zu Grunde und der Körper weiß, dass das weiche Bett in der Gebärmutter diesmal nicht gebraucht wird. Die Schleimhaut in der Gebärmutter muss also wieder abgebaut werden. Dabei blutet es ein wenig. Das Blut fließt durch die Scheide nach außen und du hast deine »Tage«, die Periode oder *Menstruation* (dieses Wort kommt vom lateinischen »mensis«, das heißt Monat). Manchmal hat man dabei ziemlich starke Krämpfe und Bauchschmerzen, wie du weißt. Schuld daran ist die Muskulatur der Gebärmutter, die sich zusammenzieht, damit Blut und die Hautteilchen schneller nach außen abfließen. Nach ein paar Tagen ist alles vorbei und das Spiel beginnt von neuem, ungefähr alle 28 Tage.

– Und was passiert, wenn die Eizelle eine männliche Zelle trifft?
– Meistens trifft sie dann auf tausende solcher Zellen – medizinisch heißen sie *Spermien* –, aber nur eine einzige kann in sie eindringen. Der Kern der Eizelle und der Kern der Samenzelle vereinigen sich; sie verschmelzen zu einer neuen Zelle und das genau ist der Anfang von einem neuen Menschen. Bis die befruchtete Eizelle in der Gebärmutter angelangt ist, hat sie sich schon mehrmals geteilt, sie besteht jetzt aus einem Häufchen von Zellen, das sich aus den zwei, vier, acht, sechzehn, zweiunddreißig Zellen entwickelt hat. Dieses Gewebehäufchen kann bereits selbst Hormone herstellen und die sagen nun der Gebärmutter: Hey, was macht unser Bett und wo bleibt unsere Nahrung? Deshalb wird die Innenhaut nicht abgestoßen, sondern, im Gegenteil, weiter ausgebildet, als eine Art Nest für das heranwachsende Kind. Die Periode bleibt dann aus – oft das erste Zeichen für eine Schwangerschaft.
Übrigens: In der Zeit der Periode soll man den Körper ein wenig schonen, also nicht wie wild toben oder ganz viel Sport machen, einfach, um keine stärkere Blutung auszulösen. Beim Turnunterricht in der Schule kann man aber eigentlich schon mitmachen.
– Und was ist mit Schwimmen?
– Wenn die Periode sehr stark ist und wenn du keine Tampons benutzen kannst, würde ich auch nicht schwimmen, zumindest nicht in den ersten Tagen.

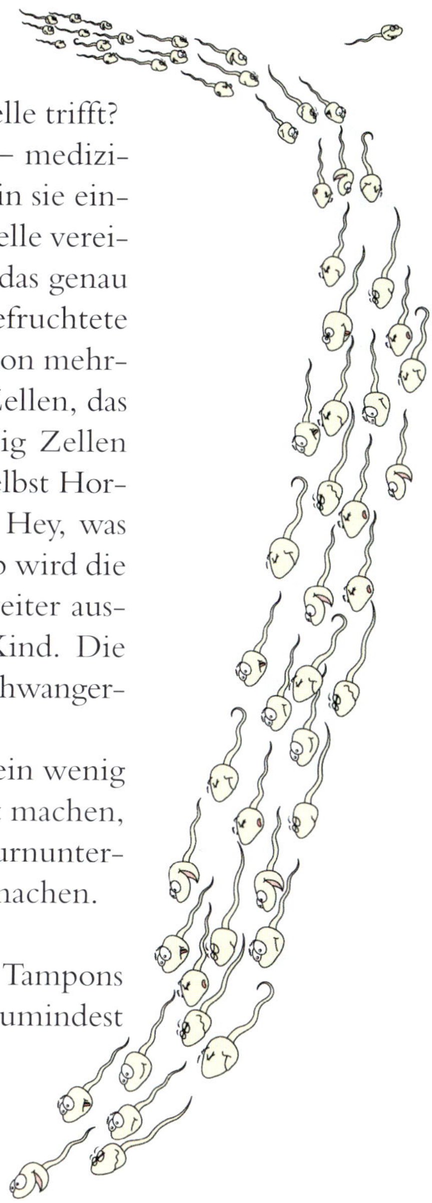

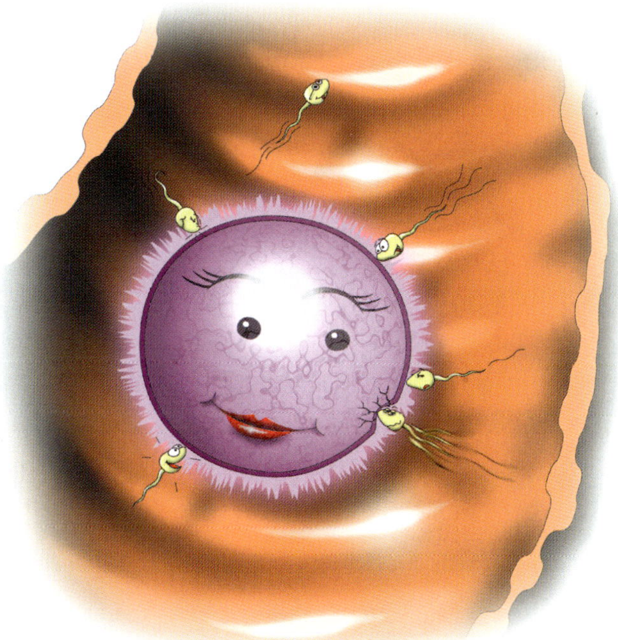

Hallo, schöne Eizelle! – Hallo, ihr Samenzellen! Diese entscheidende Begegnung findet im Eileiter statt. Nur eine Samenzelle kann bis ins Innere der Eizelle dringen, wo sich die beiden Zellen vereinigen.

– Wann kann ich denn Tampons benutzen?
– Im Allgemeinen, wenn der Eingang zu deiner Scheide offen ist, also wenn du kein »Jungfernhäutchen«, wie das so schön heißt, mehr hast. Bei manchen Mädchen ist aber die Öffnung von Natur aus groß genug, um Tampons einzuführen. Das weiß aber deine Frauenärztin.
Julia rollt mit den Augen.
– Frauenärztin, wenn ich das schon höre!
– Ich meine das ernst. Wenn du biologisch gesehen schon eine richtige Frau bist, dann brauchst du jemanden, der dich von Zeit zu Zeit untersucht und berät. Du kannst dir ja eine nette Ärztin suchen.
Lasst uns noch mal die einzelnen Phasen der Periode durchgehen, denn ihr müsst da unbedingt sehr gut Bescheid wissen.

1. bis 5. Tag: Periode
Als erster Tag der Periode gilt der Tag, an dem die Blutung beginnt. Die Schleimhaut der Gebärmutter wird abgestoßen.
Man fühlt sich schlapp, unbehaglich, manchmal hat man Schmerzen.

5. bis 12. Tag: Im Eierstock reift eine Eizelle
In der Gebärmutter baut sich die Schleimhaut wieder auf.
Man fühlt sich super. Die Hormone wie das Östrogen steigen an.

12. bis 14. Tag: »Eisprung«
Das reife Ei hat den Eierstock verlassen und wandert jetzt in Richtung Gebärmutter. In dieser Zeit wird man normalerweise am leichtesten schwanger.
Man fühlt sich bestens, ist unternehmungslustig – auch was Sex angeht.

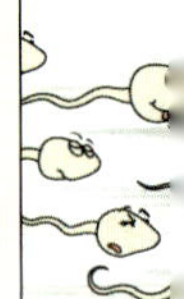

14. bis 28. Tag: Das Nest wird vorbereitet
Zunächst ist die Schleimhaut in der Gebärmutter sehr stark gewachsen. Wenn keine Befruchtung der Eizelle erfolgt, muss in den letzten Tagen alles wieder abgebaut werden.
Man fühlt sich zunächst noch gut; gegen Ende dieser Zeit lagert der Körper oft Flüssigkeit ein. Die Brust spannt und man hat das Gefühl, »aufgeschwemmt« zu sein.

Wenn die Periode kürzer oder länger oder nicht regelmäßig ist, dann ändern sich diese Zeitabstände. Man kann sich deshalb als junges Mädchen nicht genau auf den Körper verlassen. Das gilt vor allem für die natürliche Vermeidung einer Schwangerschaft.

Julia seufzt.
– Ich bin froh, dass ich das alles noch nicht mitmachen muss.
– Versteh ich. Andererseits fühlt man sich dann eben doch ganz prima. Als junge Frau. Stimmt's, Marni?
– Irgendwie ist es schon faszinierend, dass sich dein Körper ständig verändert.
– Geheimnisvoll, kichert Julia.
Marni und Julia möchten jetzt auch noch möglichst alles über die Jungs wissen und natürlich über das heiße Thema Geschlechtsverkehr und »erstes Mal«.
– Also, was wollt ihr wissen?

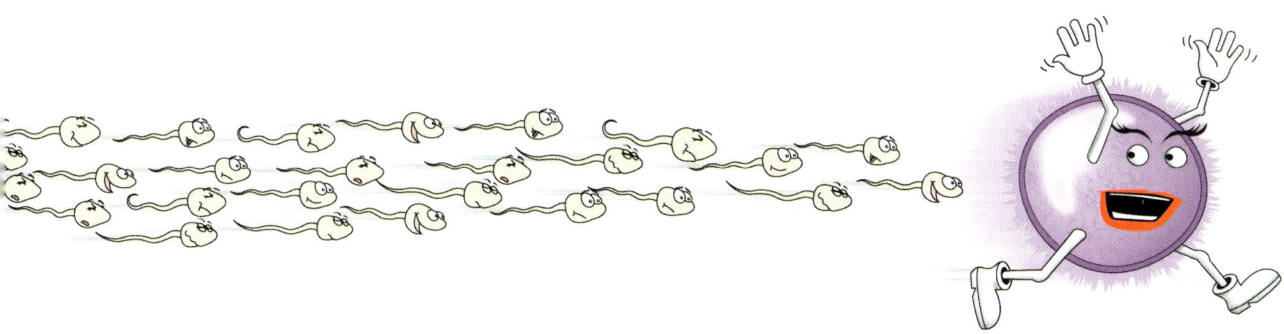

Erklär uns Liebe

Über Sex, Gefühle, Verhütung und das erste Mal

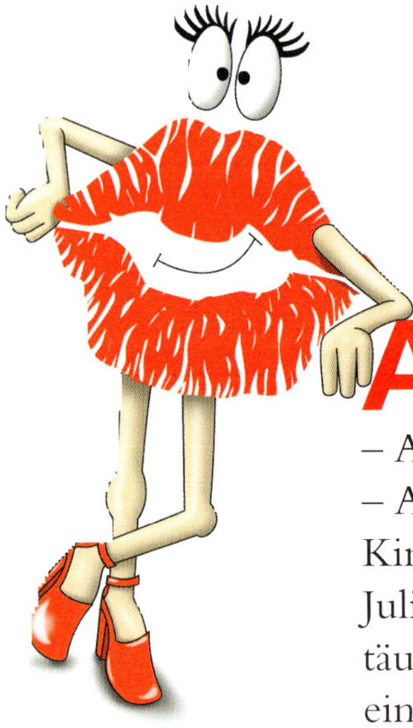

Also, was wollt ihr wissen?
– Alles.
– Alles was?
– Alles über Sex, wie das bei den Jungen funktioniert, wie man Kinder kriegt, eben alles.
Julia und Marni machen es sich auf dem Sofa bequem. Aber das täuscht. In Wirklichkeit sind sie gespannt wie zwei Katzen vor einem Mauseloch.
– Gut. Fangen wir bei den Jungen an. Wie ein Mann aussieht, das wisst ihr, nehme ich an.
– Klar, sagt Marni. Schon etwas merkwürdig, findest du nicht, Julia?
Julia fängt an zu kichern.
– Ja, also, dieses Ding, dieser Schwanz ...
– Was ist damit?
– Der wackelt so witzig.
– Jetzt hört mal zu, ihr zwei: Ich erkläre euch, wie die Geschlechtsorgane funktionieren, und ihr versucht, nicht gleich alles komisch zu finden, okay?
– Okay. Wir nehmen das tierisch ernst, nicht wahr, Julia?
Jetzt kichern sie noch mehr.
– Also, zunächst mal ganz nüchtern: Was geschieht beim Sex? Die Natur will, dass Lebewesen sich fortpflanzen, auch die Menschen. Sonst würden wir ja aussterben.
Deshalb muss sich eine männliche Samenzelle mit einer weiblichen Eizelle treffen. Und genau dafür hat der Mann sein Geschlechtsorgan, seinen Penis oder sein Glied ...
– ... oder Pimmel oder Schwanz, ergänzt Marni.
– Genau. Bevor dieses Glied in den Körper der Frau eindringen kann, muss es fest werden, steif. Die Natur hat sich dafür einen tollen Trick ausgedacht: Sobald es zur Vereinigung kommen soll,

also wenn der Mann sexuell erregt ist, strömt zusätzlich Blut in das Glied und füllt die Hohlräume im Gewebe wie bei einem Schwamm. Normalerweise würde das Blut rasch wieder abfließen. Kann es aber nicht, weil in diesem Moment innere Schranken die Blutgefäße schließen. So wird das Glied prall und groß und richtet sich auf. So lange, bis die Samenzellen durch die kleine Röhre im Innern des Gliedes gesaust und aus der Öffnung vorn herausgeschossen sind. Dann gehen die Schranken wieder auf, das Blut fließt ab, der Penis wird wieder klein.

– Und bei der Frau?

– Bei der Frau verändert sich beim Geschlechtsakt auch etwas. Die Scheide wird feucht und glitschig. Wenn der Mann das Glied bewegt, tut es nicht weh, im Gegenteil, es ist schön und dann fühlt es sich so an wie sonst nichts auf der Welt. Dieses Gefühl nennt man Orgasmus.

– Aber beim ersten Mal ist es nicht toll?, fragt Julia.

– Da tut es scheußlich weh, sagt Marni. Das weiß ich von meiner Mama.

– Mädchen haben eben diese kleine Haut am Eingang zur Scheide. Wenn die durchstoßen wird, kann es für einen Moment schmerzen und etwas bluten. Meistens ist es allerdings ziemlich harmlos. Und dass man Spaß dabei hat, das muss man auch erst lernen.

– Ich weiß schon, was ich tue, sagt Marni. Entweder ich verliebe mich mal in einen ganz supernetten Typen fürs erste Mal. Oder ich lasse es. Auf irgendwelche Blödmänner hab ich keine Lust.

Julia seufzt.

– Neulich haben wir in Bio die Frösche durchgenommen. Die

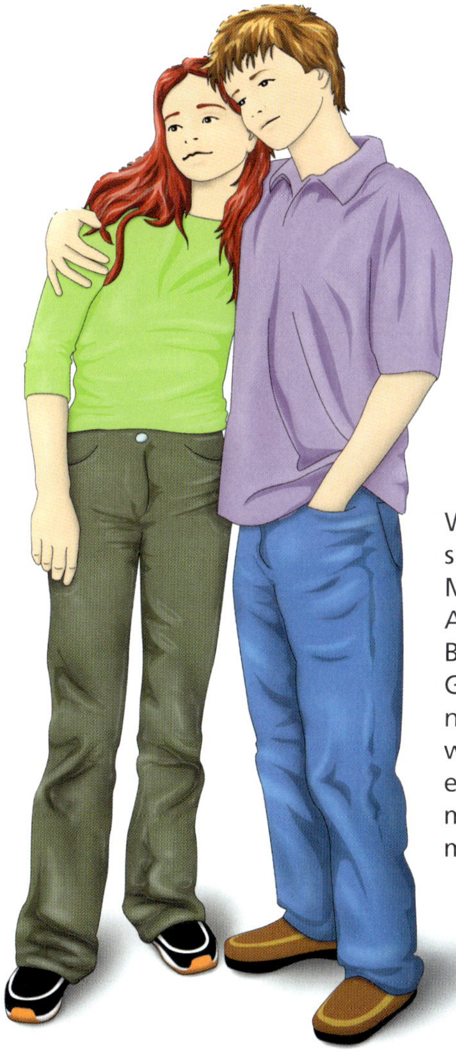

Warum verliebt man sich plötzlich in einen Menschen? Ist es das Aussehen? Sind es die Bewegungen? Ist es der Geruch? Wir wissen es nicht. Sicher ist nur, dass wir in Sekundenschnelle entscheiden: Du gefällst mir – oder: Du gefällst mir nicht.

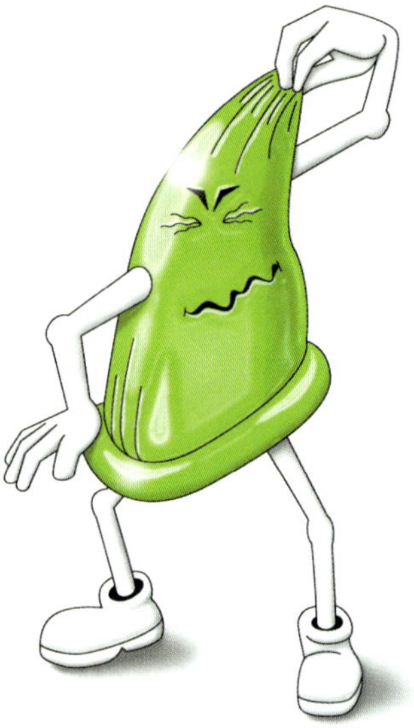

haben's gut. Da legt die Fröschin jede Menge Eier ins Wasser und der Frosch verteilt seinen Samen drauf – fertig.
– Du weißt doch gar nicht, ob der Frosch nicht auch Liebeskummer hat. Nächtelang quak, quak!
Die Mädchen kichern und flüstern miteinander. Dann sagt Marni:
– Julia will wissen, wieso einem jemand plötzlich so gefällt? So, dass man kaum noch Luft kriegt, wenn man ihn sieht. Zum Beispiel im Kino.
– Ja, genau, schwärmt Julia. *Luke Skywalker*! Oder die *Kellys*!
– Oder ein gewisser M. aus der 6b. Marni grinst.
Julia bekommt einen roten Kopf.
– Ich hol mir mal was zu trinken, ruft sie und rast in die Küche.
– Bingo! Marni lacht. Mehr verrät sie aber nicht.
– Tut mir Leid. Die Liebe kann ich euch nicht erklären. Ich fürchte, das kann niemand. Es geht ja nicht nur um Zärtlichkeit und Sex und dass man einen Jungen oder ein Mädchen küssen und streicheln will und einfach mit allen Sinnen kennen lernt. Es geht auch darum, dass man auf einmal keine Scheu hat, etwas von sich, von seinem innersten Wesen preiszugeben.
Julia kommt mit einem Glas Wasser zurück.
– Was heißt das?
– Bei der Liebe entdeckt man eben nicht nur den anderen, sondern auch sich selbst. Aber dadurch ist man auch verletzlicher. Deshalb gibt es keine Liebe ohne Momente von Traurigkeit und Kummer. Man muss einfach wissen, dass man dem andern sehr leicht wehtun kann, und deshalb eine gewisse Verantwortung für ihn übernehmen.
– Ich glaube, ich überleg mir das noch mal, sagt Marni. Vielleicht ist es dann ja besser, mit jemand ins Bett zu gehen, in den man überhaupt nicht verliebt ist.
– Dann ist es wahrscheinlich so wie beim Frosch, sagt Julia kühl.
– So, Schluss mit der Liebe. Das kann man theoretisch auch schwer besprechen. Wichtig ist, dass ihr wisst, wie man eine Schwangerschaft verhindert, wenn ihr irgendwann mal selbst in diesem Wirrwarr von Gefühlen steckt.
– Du liebe Güte, seufzt Julia, jetzt geht das los, mit den … na ja, mit diesen Gummidingern, der Pille und dem Zeug, stöhnt sie.
– Ja sicher. Willst du vielleicht schwanger werden, bevor du erwachsen bist?, fragt Marni.

Kondome oder Präservative sind kleine Schläuche aus Gummi, mit denen ihr eine Schwangerschaft sicher verhüten könnt. Außerdem schützt ihr euch mit ihnen gegen AIDS und andere Geschlechtskrankheiten.

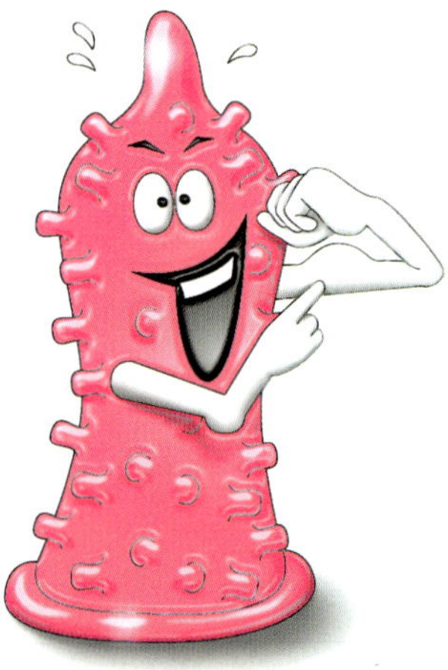

– Aber Babys sind doch soo süß!
– Julia, du spinnst, sagt Marni. Weißt du, was Babys die ganze Zeit tun? Sie sabbern, sie kreischen, sie sind krank, sie brauchen neue Windeln, sie wollen die Treppe runterfallen, du musst dauernd auf sie aufpassen, statt ins Kino zu gehen. Was glaubst du, was ich mit meiner kleinen Schwester durchgemacht hab – mich kannst du mit Babys jagen!

So verhütet ihr eine Schwangerschaft

Das Kondom: die beste Methode. Die dünne elastische Gummihaut wird über das aufgerichtete Glied gestreift. Wenn man es richtig macht, kommen keine Samenzellen in die Scheide. Das verhindert auch die Übertragung von AIDS und anderen Krankheiten.

Die Pille: sicher und einfach zu nehmen, aber sie ist ein Eingriff in den Körper, weil die Eizellen sich nicht mehr normal entwickeln. Deshalb ist diese Methode für Mädchen unter sechzehn Jahren nicht geeignet.

Die »Unterbrechung« oder das »Aufpassen«: der Junge zieht vor dem Samenerguss das Glied aus der Scheide. Nicht sehr sicher! Und nicht sehr angenehm.

Die Tage, an denen »nichts passieren kann«: gibt es bei jungen Mädchen nicht! Da die Periode noch nicht ganz regelmäßig ist, kann man sich auf keinen Fall darauf verlassen. Und auch wenn Jungen manchmal behaupten, beim ersten Mal kann nichts passieren – stimmt nicht! Beim ersten Mal kann man genauso schwanger werden wie später.

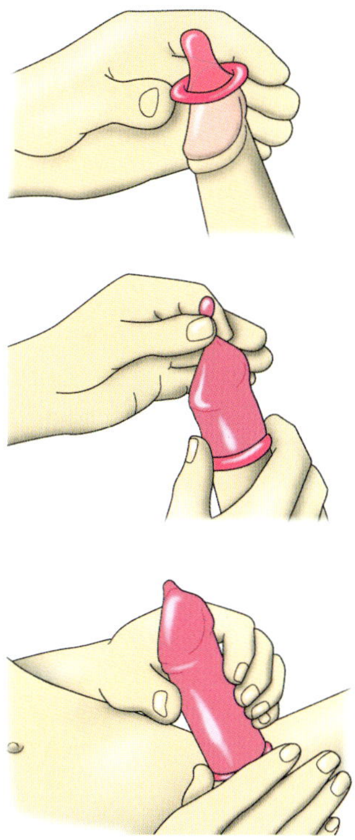

Kleine Anleitung für das Überstreifen eines Kondoms. Am besten übt ihr das schon mal, dann klappt es umso besser, wenn es ernst wird: Der kleine Nippel oben muss drüberstehen, da geht die Samenflüssigkeit hinein. Und dein Mädchen kann zuschauen oder mithelfen.

– So, was wollt ihr jetzt noch wissen?
– Sag mal, stimmt es, dass man auch vom Küssen Kinder kriegen kann?
– Wollt ihr mich auf den Arm nehmen?? Nein, vom Küssen natürlich nicht. Wie denn auch?
– Nur so. Haben wir mal gehört.
Die Mädchen lachen.
– Eine Frage noch, sagt Julia.
– Ja?
– Die Jungen haben doch nicht nur dieses Glied, sondern auch zwei Bällchen drunter. Was machen sie denn damit?
– Das sind die Fabriken, in denen sie ihre Hormone und die Samenzellen herstellen. Aber das erklär ich euch beim nächsten Mal, einverstanden?

Denkst du auch mit deinem Penis?

Die männlichen Organe und das Geheimnis der Sexualität

Am nächsten Tag kommen die Mädchen mit Julias Bruder Benni und seinen Freunden Tommy und Goran.
– Was gibt's, was wollt ihr denn alle?
– Du hast doch gesagt, du erklärst uns, wie die Jungs funktionieren. Das wollen die natürlich auch wissen.
– Oh, hm. Seid ihr sicher, dass ihr sie dabeihaben möchtet und dass sie das alles zusammen mit euch Mädchen hören wollen?
– Klar. Warum denn nicht?, meint Benni locker und die anderen nicken.
– Na schön. Dann setzt euch irgendwo hin. Julia – du weißt, wo Saft und Gläser stehen. Und bring ein paar Plätzchen mit. Rechts oben im Schrank. Ich denke, ich zeichne euch das Wichtigste erst mal auf. Dann ist es leichter zu verstehen.
– Wartet, bis ich wieder da bin, ruft Julia aus der Küche.

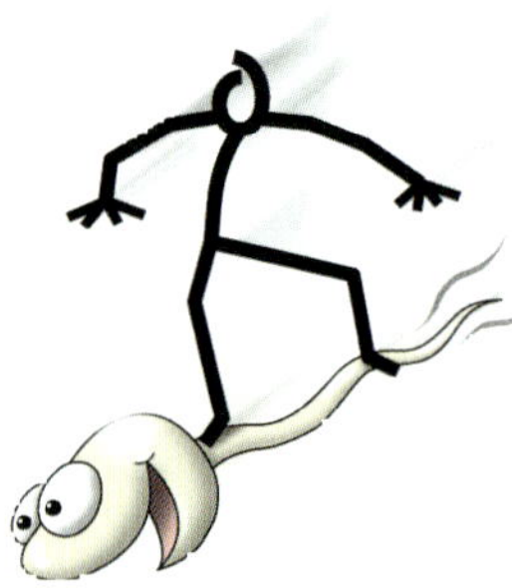

– Am besten fange ich mit dem männlichen Glied an. Normalerweise ist es relativ klein und entspannt. Was tut es in diesem Zustand?
– Nichts. Pinkeln.
– Richtig, Tommy. Dabei wird die Blase entleert und der Harnstrahl fließt durch die Harnröhre – die ist hier, in der Mitte des Penis.
– Woher kommt der Harn überhaupt?, fragt Julia.
– Aus den Nieren. Die Nieren sind unsere Filterstationen, die alle schädlichen Abfälle aus dem Blut herausfischen und entsorgen. Das »Abwasser«, also der Urin, fließt aus den Nieren durch Röhren in einen dehnbaren Muskelsack, die Harnblase. Wenn die Blase ziemlich voll ist, melden die Nerven in der Muskelwand: Hey, Sack ist voll, entleeren bitte! Dann spürst du den typischen Drang und siehst zu, dass du ein Klo findest. Bei den Mädchen ist

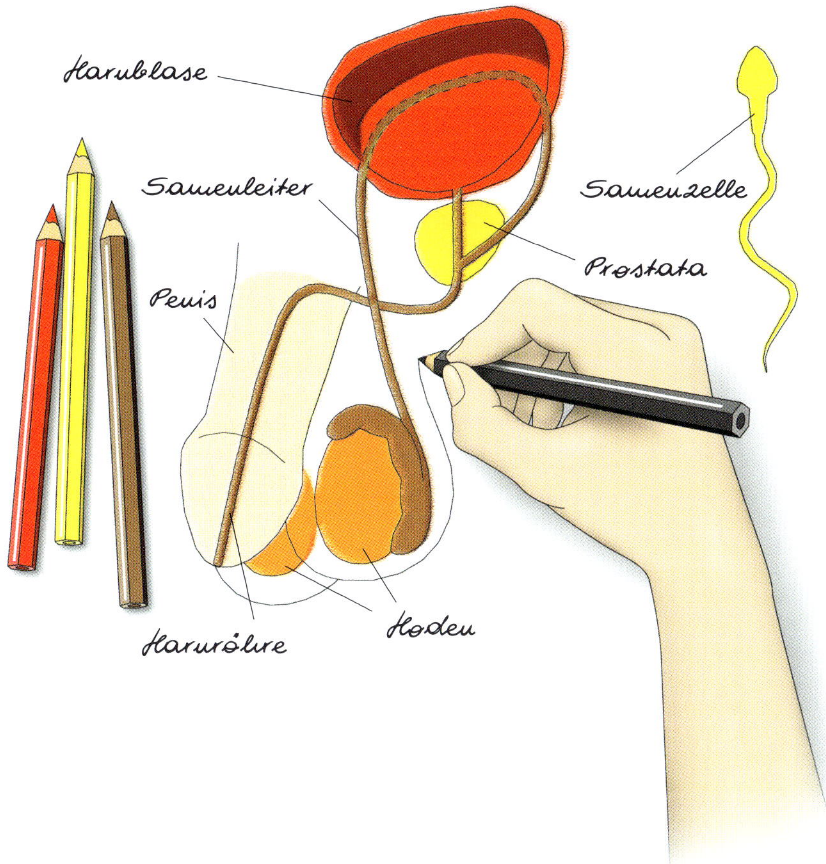

die Harnröhre kurz, bei den Jungen sehr viel länger, denn die brauchen sie ja noch für etwas anderes.
Als Nächstes zeichne ich die Hoden. Wie hast du sie genannt, Julia?
– Bällchen. Julia lacht.
Diese eiförmigen Bällchen liegen im Hodensack – so ungefähr – und sie sind das wichtigste Organ des Mannes.
– Was? Benni ist verblüfft. Wieso das wichtigste? Ich denke, das …
– Ich weiß schon, was du denkst. Darauf kommen wir noch. In den Hoden entstehen die Samenzellen, mit denen der Mann Kinder zeugen kann. Und hier wird auch das männliche Geschlechtshormon produziert, das Tes-to-ste-ron. Ohne dieses Hormon geht gar nichts bei den Männern. Kein normales Wachstum der Geschlechtsorgane, keine Lust auf Liebe, keine richtigen Samenzellen. Übrigens: Wisst ihr, wie diese Zellen aussehen?
– Ich hab mal ein Bild gesehen, sagt Tommy. Da hab ich gedacht, es wären Kaulquappen.

Eure Hoden produzieren nicht nur Hormone, sondern auch die Samenzellen, die das männliche Erbgut in sich tragen. Beim Geschlechtsverkehr strömen sie zu Millionen in die Samenleiter. Ihr Weg führt sie dann hinter der Harnblase vorbei, durch die Prostata, in die Harnröhre und damit in den Penis.

– Nein, ruft Benni, die sehen aus wie Raketen!
Die Mädchen sagen gar nichts. Sie schauen nur skeptisch.
– Die Samenzellen – man sagt auch Spermien dazu – haben einen Kopf und einen Schwanz. Im Kopf steckt das ganze Erbgut, das sie bis zu einer weiblichen Eizelle transportieren müssen. Der Schwanz ist der Antriebsmotor. Durch rasche Schlängelbewegungen treibt er die Zelle vorwärts, ca. drei Millimeter pro Minute.
– Schneckentempo, mault Benni.
– Expresstempo! Du darfst nicht vergessen, dass die Samenzellen nur 50 tausendstel Millimeter groß sind.
Ihr wisst wahrscheinlich schon, dass die Spermien sich mit einer weiblichen Eizelle vereinigen müssen, damit ein Kind entstehen kann. Bevor sie aber aus dem Penis herauskommen, haben sie noch einen ziemlich langen Weg vor sich. Sie schwimmen nämlich zuerst in einem dünnen Schlauch, dem Samenleiter, hinauf ins Becken, bis hinter die Harnblase, dann in einer Kurve wieder hinunter. Erst da, an einer Drüse namens »Prostata«, mündet der Samenleiter in die Harnröhre und damit in den Penis.
Benni hat nicht zugehört, sondern wieder mal gerechnet.
– Die Samenzellen laufen in der Minute 60-mal ihre eigene Länge, also jede Sekunde einmal.
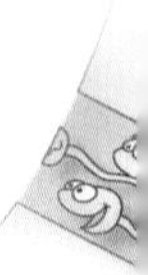
– Benni, du nervst, sagt Julia, außerdem laufen sie nicht, weil sie keine Füße haben.
– Jetzt kommen wir zum Sex. Julia und Marni habe ich das schon erklärt, aber ihr wollt das ja auch wissen. Also: Wenn ein Junge sexuell erregt ist, wenn er mit einem Mädchen schlafen will, wie das so schön heißt, dann wird sein Penis groß und fest, so fest, dass er damit in die Scheide des Mädchens eindringen kann.
– Und dann?
– Dann schiebt er ihn vor und zurück, sagt Tommy, so lange, bis es zischt.
– Was »zischt«?, fragt Julia verwirrt.
– Er meint den Moment, in dem die Samenflüssigkeit aus dem Penis hinausgeschleudert wird. »Geschleudert« deswegen, weil in diesem Moment kleine Muskeln im Samenleiter und in der Harnröhre den Millionen Spermien einen ziemlichen Schubs geben.
– Hab ich alles schon gewusst, sagt Tommy.
– Weißt du auch, was man machen kann, damit das Mädchen nicht schwanger wird?, fragt Marni.

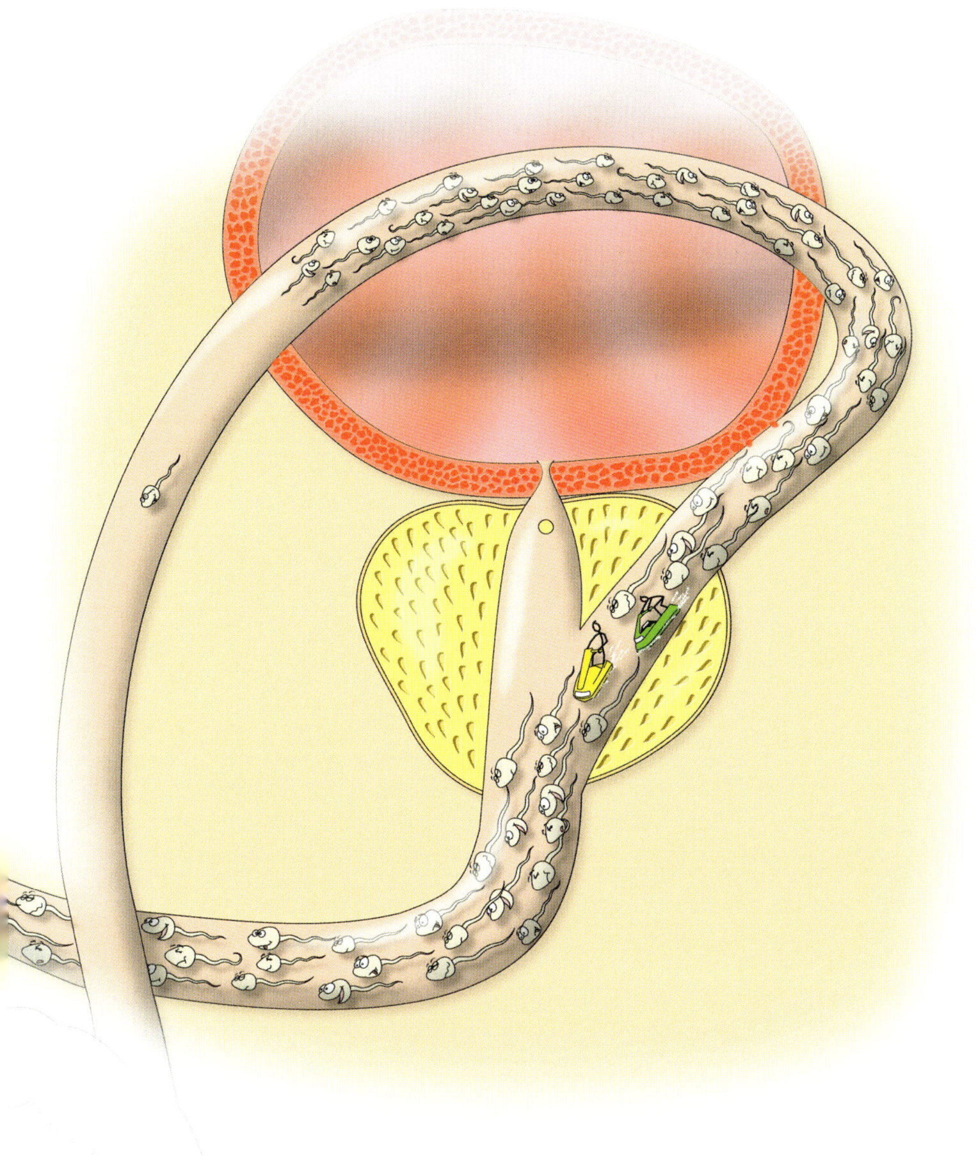

Die Spermien schwimmen durch die Samenleiter wie auf einem wilden Fluss. Schneller und schneller gleiten sie durch das glitschige Röhrensystem bis zu dem Augenblick, in dem sie aus dem Penis hinausgeschleudert werden. Das nennt man dann einen Samenerguss.

– Nee. Nicht so genau.
– Solltest du aber. Du streifst ganz einfach so ein Gummidings über deinen Pimmel. Dann hat sich's ausgezischt, kapiert?
– Ist das alles?, fragt Julia enttäuscht.
– Natürlich nicht. Sexualität ist etwas ganz Tolles. Sie ist für jeden, ob Mann oder Frau, eine ungeheure Kraft, eine starke Energiequelle. Aber genau wie bei einem Atomkraftwerk kann diese Energie auch Unglück bringen, wenn man nicht lernt, mit ihr umzugehen, sie zu bändigen, sozusagen. Und gerade bei Män-

nern besteht manchmal die Gefahr, dass sie mit ihrem Penis denken statt mit ihrem Kopf.
– Mit dem Penis denken – wie soll denn das gehen!? Benni lacht.
– Na, überlegt mal. Zum Beispiel wenn die Jungen in der Pause rumstehen und über die Mädchen reden, was sagen sie denn da?
Benni windet sich ein bisschen.
– Och, eigentlich nur nette Sachen.
– Was? Julia ist empört. Von wegen! Die reden doch nur darüber, wer den größten Busen hat.
– Sag ich doch, verteidigt sich Benni, nette Sachen über große Titten.

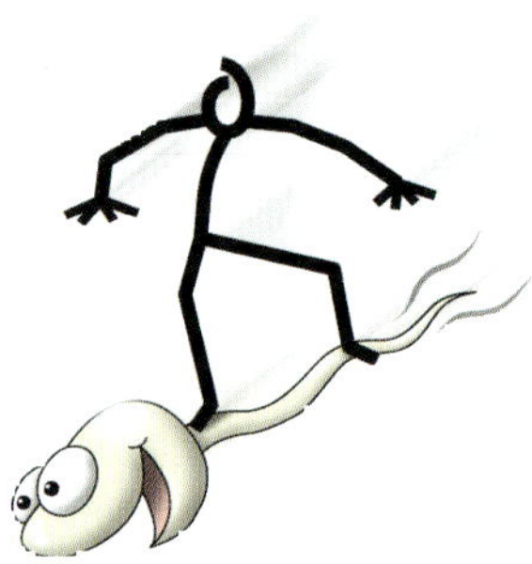

– Ja, und ob man dick ist oder dünn und was für einen Hintern man hat und ob man sich küssen lässt. Ekelhaft! Und dann geben sie furchtbar an und prügeln sich und zeigen, wie toll sie sind.
– Beruhig dich, Julia, sagt Benni, über dich reden wir ja nicht.
– Ja, aber das hast du schon richtig beobachtet. Jeder will der Stärkste sein. Solche Spielchen haben natürlich auch mit Sex zu tun. Da geht es um die Rangordnung.
– Hey, ruft Marni, das hab ich doch in einem Film gesehen. Da haben zwei Hirsche mit ihren riesigen Geweihen gegeneinander gekämpft, bis einer völlig fertig war und weggetrottet ist. Und der andere durfte es mit allen Weibchen treiben.
– Bei den Menschen geht es nicht nur um die Weibchen, sondern um Erfolg und Macht und wer das größte Auto hat. Auch das ist Sexualität.
Einen Moment schweigen alle.
– Aber wenn man sich liebt, sagt Julia, das kann doch nicht sein, dass man dann nur mit dem, dem ... Dingsbums denkt. Da will man doch auch miteinander reden und wissen, was der andere meint, und zusammen ins Kino gehen und Musik hören und so.
– Ja natürlich, Julia, tröstet Marni. Wir reden aber jetzt über Sex, nicht über die Liebe.
– Ich kann eine »8« pissen, sagt der schüchterne Goran plötzlich.
Das löst nun eine lebhafte Diskussion aus, wer alles was mit seinem Glied machen kann. Benni behauptet:

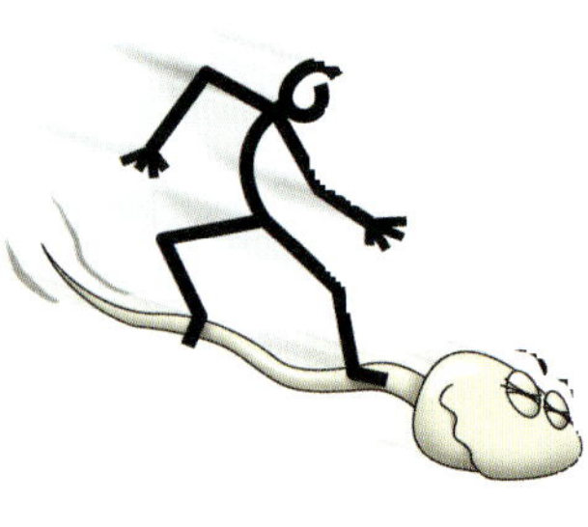

– Ich hab mal versucht, »Benni« in den Sand zu pinkeln, in Schreibschrift natürlich.
– Und?
– Schwierig. Vor allem der Punkt auf dem i.

Jetzt müssen sie furchtbar lachen.
– Julia, könntet ihr Mädchen so nett sein und für alle Eis holen? Drüben beim Italiener.
– Weil du den Jungs was erzählen willst, das wir nicht hören sollen? Na gut. Benni, du erzählst es mir dann später.
– Tu ich nicht! Ich will Schoko und Vanille. Und ihr?
– Ich auch.
– Mir ist es egal, sagt Goran.

– Was willst du uns sagen?, fragt Benni, als die Mädchen draußen sind.
– Ich will euch fragen, ob ihr wisst, dass in der Pubertät gelegentlich nachts ein Samenerguss, so eine milchige Flüssigkeit aus dem Penis kommt, auch ohne dass man das spürt.
– Wieso hat man so was?
– Weil die Hoden wachsen und mit der Produktion von Samenzellen beginnen. Die Natur testet, ob alles funktioniert.
Ihr probiert ja sicher auch schon mal aus, wie sich das anfühlt, das steife Glied und wenn man es mit der Hand massiert bis zum Höhepunkt. Oder?

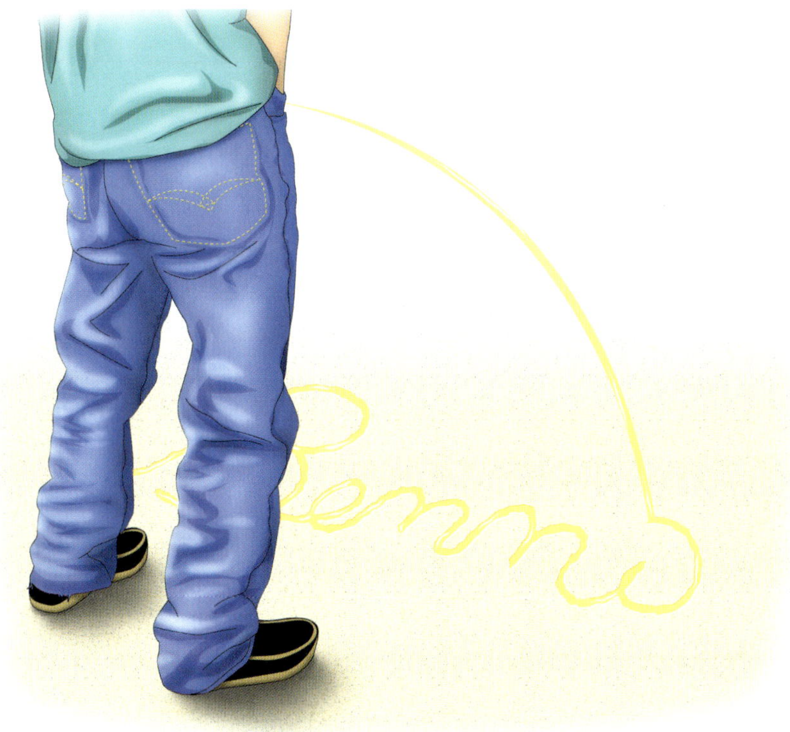

Wer pinkelt da in den Sand? Ach so, hier steht es ja. Arme Mädchen – so was könnt ihr natürlich nicht!

– Klar, sagt Tommy.
– Früher hat man Onanieren für etwas Böses gehalten. Und wahrscheinlich gibt es auch heute noch Leute, die so denken. Habt ihr damit Probleme, ich meine, habt ihr das Gefühl, ihr tut etwas, was nicht erlaubt ist?
– Ich weiß nicht, sagt Goran, ich rede mit meinem Vater eigentlich über alles, aber darüber nicht.
– Ich auch nicht, meint Tommy. Sag mal, stimmt es, dass man krank wird, wenn man es macht?
– Nein, ganz bestimmt nicht. Es ist völlig normal, dass man schon ein bisschen übt, bis es dann ernst wird mit den Mädchen.
– Machen das die Mädchen auch?, fragt Benni.
– Ja sicher. Die müssen ja auch üben. Oder?

Die Teller sind leer, die Gläser auch. Zeit zum Heimgehen.
– Räumt ihr bitte noch das Geschirr in die Küche?
– Können das nicht Julia und Marni machen? Wir haben es jetzt eilig, sagt Benni.
– Du spinnst wohl, faucht Marni.
Julia lacht:
– Beruhig dich. Du siehst doch, dass er gerade mit seinem Penis denkt!

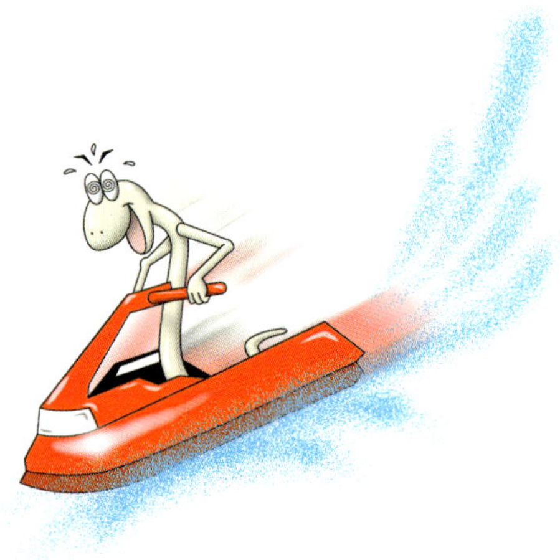

Wie merke ich, ob ich schwanger bin?

Schwangerschaft und Kinder kriegen

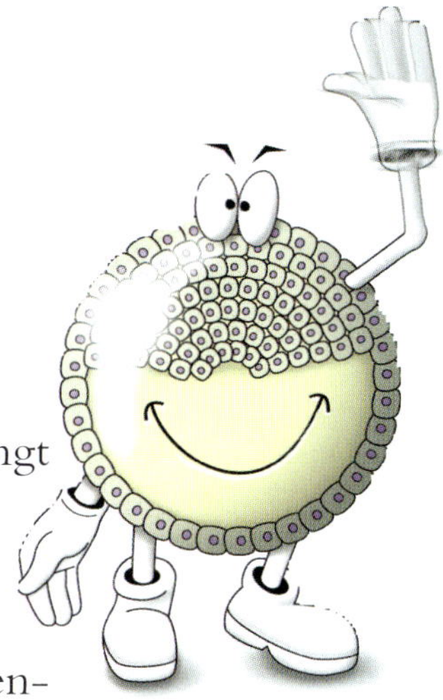

Benni fährt mit quietschenden Bremsen vors Haus, springt vom Rad und ruft:
– Weißt du schon das Aller-aller-aller-Neueste?
– Du hast wieder eine Eins in Mathe.
– Das wär ja nichts Besonderes. Nein, stell dir vor: Frau Geisenhöfer kriegt ein Baby.
– Das ist eure Nachbarin, oder?
– Genau.
– Und was ist daran so sensationell?
– Weil sie meiner Mama immer erzählt hat, dass sie kein Kind kriegen kann und eins adoptieren will.
– Dann ist das ja eine tolle Nachricht. Du verstehst dich gut mit ihr, was?
– Klar. Sie hat gesagt, wenn ich Krach mit meinen Eltern habe, dann adoptiert sie mich. Und manchmal kocht sie für uns, wenn die Mama später von der Arbeit kommt.
Jetzt stürmen auch Julia und Marni herein.
– Weißt du schon das Neueste? Frau Geisenhöfer . . .
– Zu spät! Hab ich schon erzählt, ruft Benni.

Dann sitzen wir gemütlich zusammen und unterhalten uns übers Kinderkriegen.
– Was ich nicht kapiere, sagt Benni, ist das mit den Zellen.
– Wieso, was kapierst du da nicht? Julia schüttelt den Kopf. Man braucht eine weibliche und eine männliche Zelle. Und daraus wird das Baby.
– Was ist überhaupt eine Zelle?, fragt Marni.
– Das ist der kleinste selbstständige Teil eines Organs. Fast alles im Körper besteht aus Zellen: Blutzellen, die Bakterien abwehren, Muskelzellen, die die Arme und Beine bewegen, Leberzellen, die Gifte im Körper abbauen, Hautzellen, Gehirnzellen und so

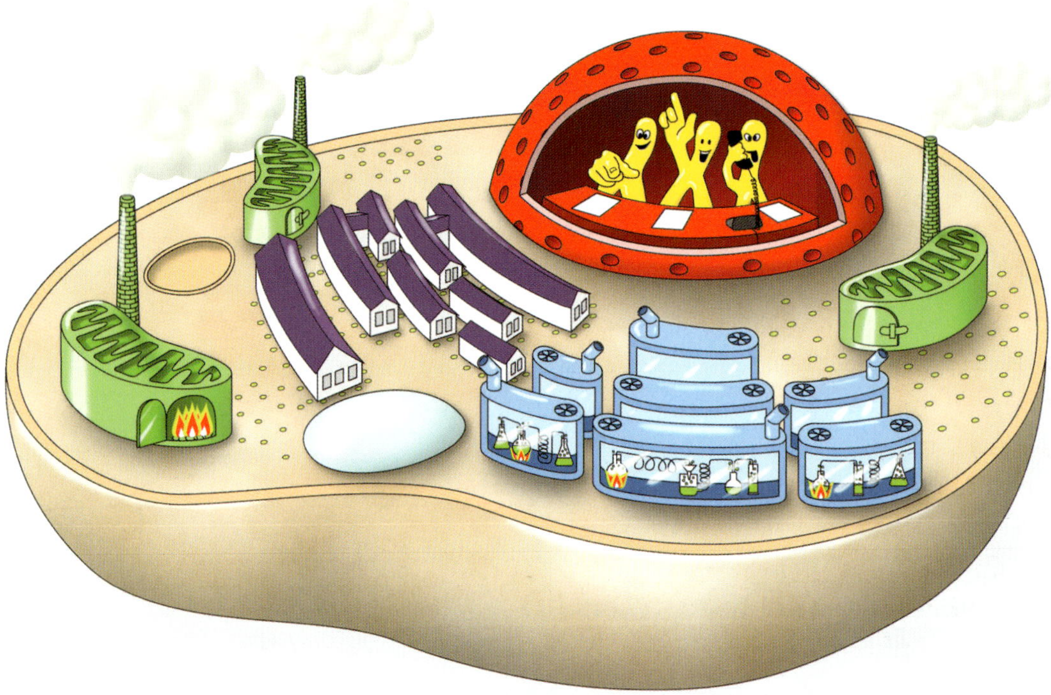

Jede Zelle im Körper ist eine kleine selbstständige Fabrik. Sie kann Energie erzeugen, Hormone zusammensetzen, Nahrung verdauen, Muskeln bewegen und vieles mehr – je nachdem, in welchem Organ sie arbeitet. Der Kern in ihrem Innern ist die Zentrale, in der die Chromosomen regieren und die Arbeiten überwachen.

weiter. Jede arbeitet für sich und gleichzeitig in einer Gemeinschaft mit den anderen. Die meisten funktionieren nach dem gleichen Prinzip, nämlich jede wie eine winzig kleine Fabrik. Wollt ihr's noch genauer wissen?

– Ja, klar.

– Also: Außen rum ist eine Mauer, die Zellmembran. Drinnen müsst ihr euch einen Hof vorstellen, auf dem alle möglichen Produktionshallen stehen: Kraftwerke, die Energie erzeugen, Labors, in denen bestimmte Eiweißkörper oder Hormone hergestellt werden, dazwischen merkwürdige Gestalten, die Schutt und Abfälle einsammeln, und andere, die mit genauen Anweisungen aus dem Innern der Fabrik unterwegs sind. Denn dort, im Zellkern, wo die Chromosomen als Fabrikdirektoren herrschen, ist die Befehlszentrale, die für alles, was in der Zelle passiert, verantwortlich ist.

– Komisch, sagt Benni, wenn man sich vorstellt, dass wir aus lauter solchen Mini-Fabriken bestehen.

– In Wirklichkeit ist das alles natürlich noch etwas komplizierter. Obwohl Zellen so winzig klein sind.

– Wie klein?

– Ein hundertstel bis ein tausendstel Millimeter. Es gibt auch etwas größere, zum Beispiel die Eizellen.

Damit unser Körper wächst oder später frisch und knackig bleibt, brauchen wir dauernd neue Zellen, die die alten ablösen. Deshalb ist es gut, dass Zellen sich ganz einfach teilen können und – schwupp – eine neue Zelle da ist, die der alten genau gleicht. Nur bei den Geschlechtszellen ist es anders – und nun kommen wir wieder zum Kinderkriegen. Die Geschlechtszellen, also die weibliche Eizelle und die männliche Samenzelle, sind unvollständig. Sie besitzen nur die Hälfte der Chromosomen. Alleine sind sie gar nichts. Sie brauchen die andere Zelle.

– Siehst du, Marni, sagt Julia, ohne uns sind die Jungen ein Nichts!

– Und ihr wärt ohne uns gar nicht auf der Welt!, gibt Benni blitzschnell zurück.

– Also, ihr wolltet wissen, wie ein Baby entsteht. Den Anfang habt ihr ja schon gehört: Eine Eizelle und eine Samenzelle begegnen sich im Eileiter und vereinigen sich. Dann wandert die befruchtete Eizelle in Richtung Gebärmutter. Wenn sie dort angekommen ist, hat sich aus den zwei Zellen bereits eine Kugel von vielen Zellen gebildet und die teilen sich ständig weiter. Aus diesen ersten Zellen kann noch alles werden, zum Beispiel Augen oder Nerven, Arme und Beine, das Herz und natürlich das Gehirn.

– Woher wissen die Zellen, was sie machen müssen?

– Durch die Gene. Die haben den genauen Bauplan für dieses neue Kind und bestimmen, wie es sich weiterentwickeln muss.

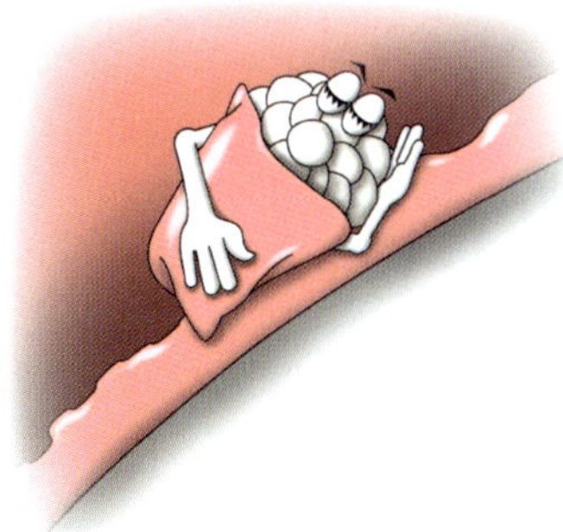

Während sich das Mini-Wesen einen festen Platz in der Gebärmutter ausgesucht hat, wo es beschützt und ernährt wird, spürt die künftige Mutter, dass sich in ihrem Körper etwas ändert. Die Regel bleibt aus, der Busen fühlt sich etwas größer an und manchmal ist ihr richtig übel.

– Woher weiß Frau Geisenhöfer denn, dass sie wirklich ein Baby bekommt?

– In der Apotheke gibt es Schwangerschaftstests. Damit kann man im Urin bestimmte Stoffe messen und hinterher ablesen, ob man schwanger ist oder nicht. Vielleicht hat ihr Arzt auch schon mit Ultraschall gesehen, dass in der Gebärmutter etwas wächst und zappelt.

– Wieso zappelt?, fragt Benni.

– Weil das Herz schon ganz früh anfängt zu schlagen, nach ungefähr fünf Wochen.

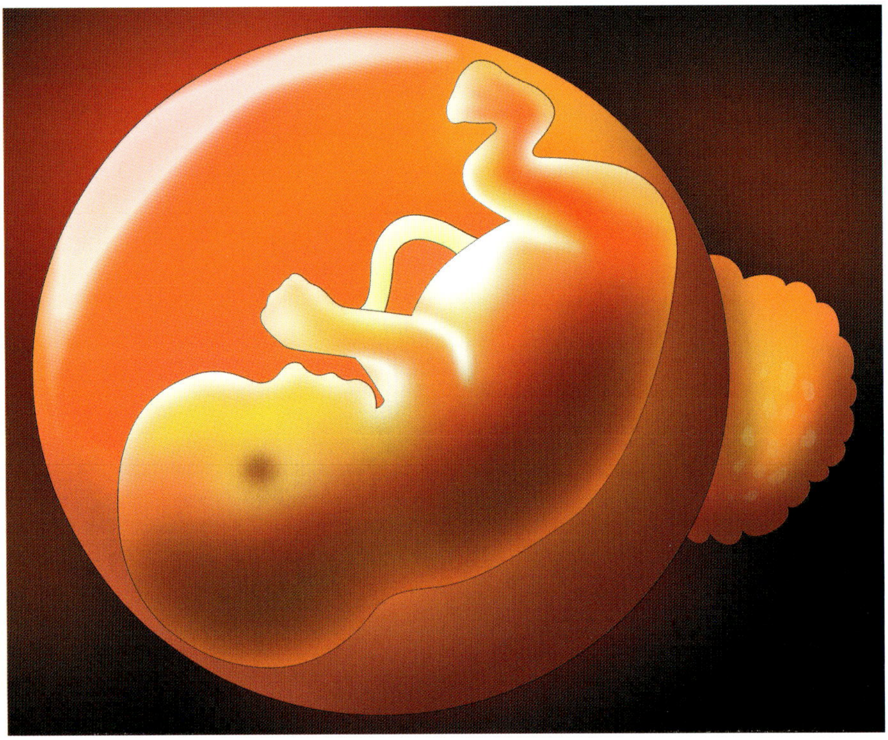

Drei Monate nach der Befruchtung habt ihr auch so ähnlich ausgesehen! 13 cm ist dieses Baby jetzt lang. Sein Herz schlägt bereits und es kann Arme und Beine bewegen.

– Wie geht es dann weiter?

– Drei Monate nach der Befruchtung des Eis sieht das Mini-Baby einem Menschen schon ziemlich ähnlich. Es ist etwa 13 cm lang, schwimmt in einer Blase und wird über eine Versorgungsleitung, die Nabelschnur, von der Gebärmutter ernährt. Es kann bereits seine Arme und Beine bewegen und diese Bewegungen spürt ein paar Wochen später auch die Mutter. Das ist ein ganz komisches, geheimnisvolles Gefühl.

– Als meine Mama meine kleine Schwester bekam, sagt Marni, konnte ich an ihrem Bauch sehen, wie das Baby da drin gewackelt hat. Dann hab ich die Hand drauf gelegt, und stellt euch vor, es hat mich richtig angestupst!

– Es kannte eben deine Stimme und wollte »Hallo, Marni« sagen, meint Julia.

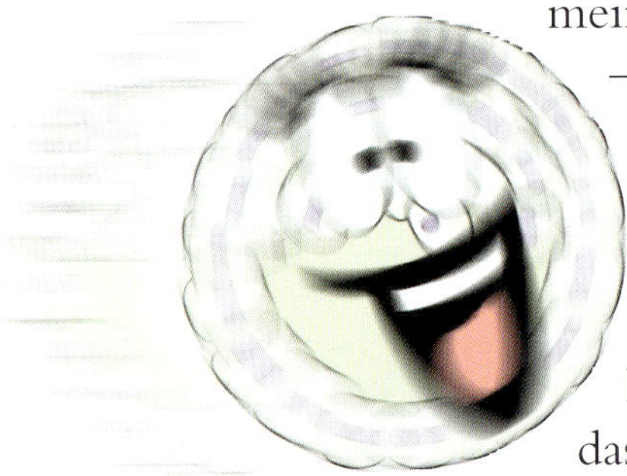

– Ja. Das war ein paar Wochen, bevor die Lisa auf die Welt kam. Eins kann ich dir sagen: Ich will mal keine Kinder. Ich hab viel zu viel Angst vor der Geburt.

– Das hast du schon mal gesagt. Aber überleg mal, so schlimm kann das nicht sein, sonst gäb es ja überhaupt keine Kinder mehr, tröstet Julia. Wieso weiß das Baby eigentlich, wann es rauskommen muss?

– Nach ungefähr neun Monaten ist es groß und stark genug, um in der normalen Welt zu leben. Dann sagt die Gebärmutter, in der es bisher so schön aufgehoben war: »So, das war's. Mach dich dünn! Jetzt musst du raus hier.« Sie beginnt, sich erst leicht, dann immer stärker zusammenzuziehen. So schiebt sie das Kind in seiner Fruchtblase nach und nach durch das Becken der Mutter hin zur Scheide. Dieses Zusammenziehen der Muskeln der Gebärmutter nennt man »Wehen«. Das geht zunächst langsam, weil das Gewebe sich erst dehnen muss. Wenn der unterste Teil der Gebärmutter so weit ist, dass das Köpfchen des Kindes durch passt, platzt meistens die Fruchtblase, also der Wassersack, in dem das Baby bis dahin geschwommen ist. Dann geht alles ziemlich rasch. Die Mutter kann jetzt auch mit ihren Bauchmuskeln mithelfen, das Kind durch die Scheide ins Freie zu pressen.

Und dann ist es da. Und das ist das Tollste, was man sich überhaupt vorstellen kann.

– Ein Glück, dass ich keine Kinder kriegen kann, sagt Benni. Das muss ja ganz schön wehtun.

– Klar tut das weh. Sehr sogar. Man muss die Schmerzen aber nicht unbedingt aushalten. Die Ärzte können einem Spritzen geben, auch solche, bei denen man dann überhaupt nichts spürt. Komischerweise erinnert man sich nach einer Geburt meist nur an dieses Wunder, wenn man plötzlich das eigene Kind im Arm hält. Die Schmerzen vergisst man ganz schnell. Was sagt denn eigentlich eure Frau Geisenhöfer?

– Die sagt gar nichts, lacht Julia, die heult nur noch, weil sie sich so freut.

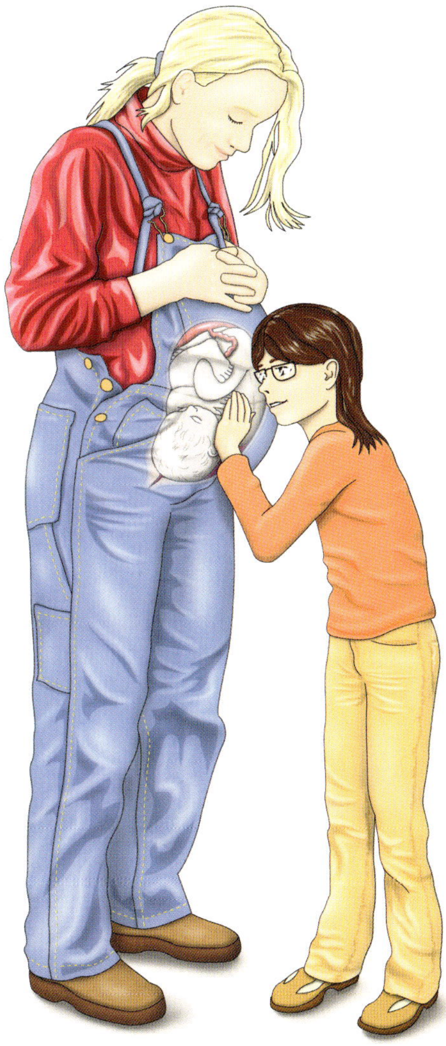

Noch sechs Wochen bis zur Geburt. Das Baby ist jetzt schon lebensfähig, strampelt, hört eure Stimmen und erkennt Musik. Durch die Nabelschnur ist es mit den mütterlichen Blutgefäßen verbunden und erhält so alle Nährstoffe, die es braucht, um groß und stark zu werden.

Bau dir deine Knochen auf

Das Skelett ist eine lebenslange Baustelle

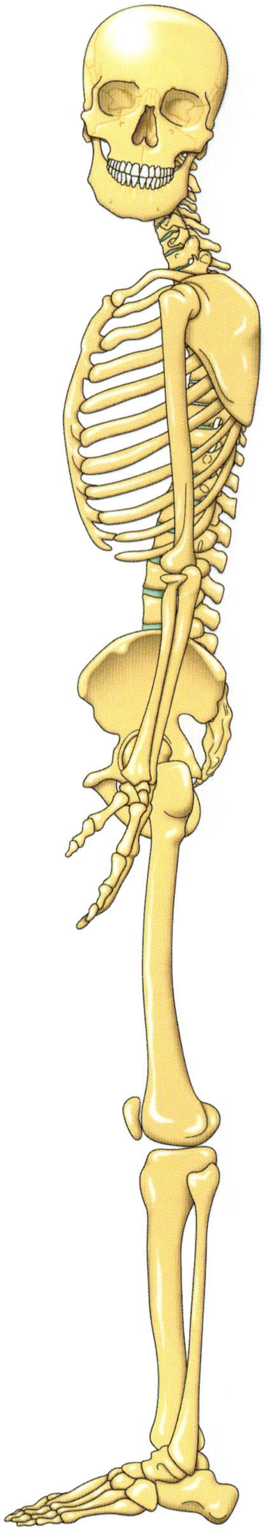

Können wir uns mal auf deine Waage stellen?
Julia und ihre Freundinnen kommen vom Schwimmen und sind jetzt auf dem Weg zum Reitstall.
– Meinetwegen. Eure Fahrräder könnt ihr hier an den Zaun lehnen. Gibt es einen bestimmten Grund, warum ihr euch wiegen wollt?
– Es geht um die Ponys. Wer zu viel wiegt, darf sie nicht mehr reiten.
– Sehr vernünftig. Die armen Tiere. Die machen bei euch ohnehin einiges mit.
– Hey! Die LIEBEN uns. Stimmt's, Marie?
– Na ja. Ich würde sagen, sie lieben uns *meistens*.

Großes Gekicher, als sie ihr Gewicht vergleichen. Dann setzen sie sich erst einmal hin, um Kuchen zu essen.
Christine seufzt.
– 55 Kilo! Ich komm mir vor wie ein Mehlsack. Aber wahrscheinlich hab ich eben schwere Knochen.
– Ich denke, du hast die kräftigsten Muskeln. Muskeln wiegen viel, Knochen sind ziemlich leicht.
– Echt? Stimmt das wirklich?
– Ratet mal, welchen Anteil die Knochen an eurem Gewicht haben. Wie viel Prozent.
– Keine Ahnung.
– Beim Erwachsenen sind es gerade mal 14 Prozent. Rechnet mal mit: Marie wiegt 50 kg, also haben alle ihre Knochen – ihr Skelett – ungefähr ein Gewicht von 7 kg. Ich würde euch eigentlich gerne noch was über eure Knochen erzählen, weil das für junge Mädchen so wichtig ist. Habt ihr Lust dazu oder seid ihr in Eile?
Sie sagen, sie hätten noch eine halbe Stunde Zeit und Lust hätten sie auch.

– Welche Knochen kennt ihr überhaupt?
– Beinknochen, Armknochen, Fingerknochen, Fußknochen, Rippen, Wirbelsäule, Schulter …
– Becken. Ihr habt auch den Schädelknochen vergessen, der das Gehirn umschließt und schützt. Insgesamt sind es 206 einzelne Teile, aus denen unser Skelett besteht.
– Skelett! Marie kichert. Das klingt so nach Gespenst. Gruselig.
– Also, ihr Gespenster: Ich behaupte jetzt mal, unsere Knochen sind Kunstwerke der Natur. Ihr werdet gleich sehen, warum.
Grundsätzlich sind die Knochen alle gleich konstruiert: Sie besitzen eine sehr harte Außenschicht und ein aus feinen Bälkchen gebautes Gerüst im Innern. Diese hohle Bauweise ist deshalb so praktisch, weil die Knochen leicht bleiben, obwohl sie sehr belastbar sind. Dazu kommt, dass die Bälkchen in jedem Knochen anders angeordnet sind, nämlich immer so, dass sie in einem idealen Winkel zu der Belastung des Knochens stehen.
Die Baumeister haben zu allen Zeiten dieses kluge Prinzip nachgeahmt. Viele Brücken wurden beispielsweise nach diesem Vorbild gebaut oder die großen, alten gotischen Kirchen.
Im Innern der Knochen, also in diesem Gitternetz aus kleinen Balken, befindet sich auch das Knochenmark. Hier entstehen die Blutkörperchen.
– Bei uns wachsen die Knochen doch noch. Wie geht das, wenn sie so hart sind?
– Dazu kommen wir gleich, Julia. Es wird euch wahrscheinlich wundern, dass dieses harte Material aus lebendigen Zellen besteht. Die Zellen haben sich allerdings – im Gegensatz zu denen der Haut oder der Muskeln – jeweils eine Hülle von Mineralsalzen zugelegt. Das macht sie so stabil. Noch etwas: Das Knochengerüst ist eine ewige Baustelle. Ständig werden an ungefähr 2 Millionen Stellen im Skelett Knochenzellen durch Zellfresser abgebaut. Zur selben Zeit baut der Körper dort aber die gleiche Menge an neuen Zellen wieder auf und härtet sie mit Mineralien, hauptsächlich Kalzium und Phosphor.
– Warum macht er das? So eine Energieverschwendung!
– Das würde ich nicht sagen. Erstens hat man damit immer ein »frisches« festes Skelett. Zum andern kann sich der Körper immer nach den neuesten Anforderungen richten. Nehmen wir mal an, Julia würde ab morgen täglich eine Stunde joggen. Dann würde

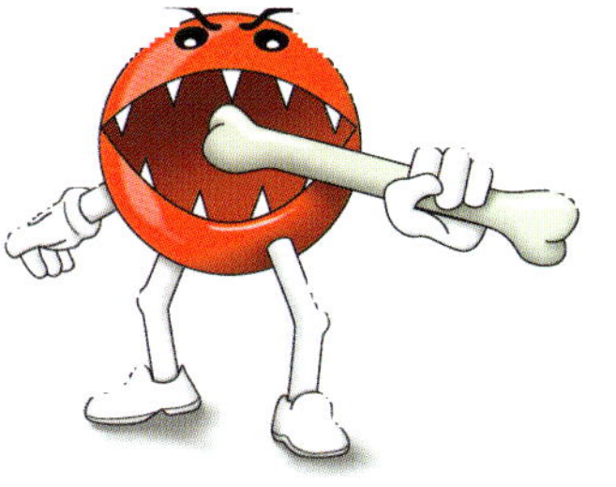

Das Klappergespenst auf der linken Seite zeigt dir das Gerüst deines Körpers. 206 Knochen hat jeder Mensch. Sie sind verbunden durch Gelenke, in denen die Knochenenden mit ihrer spiegelglatten Knorpelschicht sanft gegeneinander gleiten können. Damit deine Knochen gut wachsen und fest werden, solltest du viel Milch trinken und regelmäßig Sport machen.

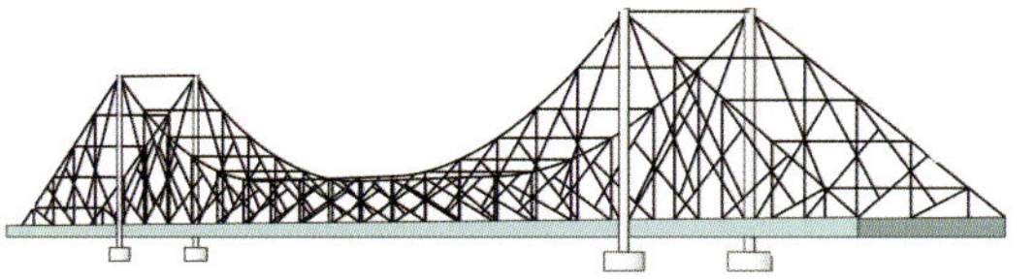

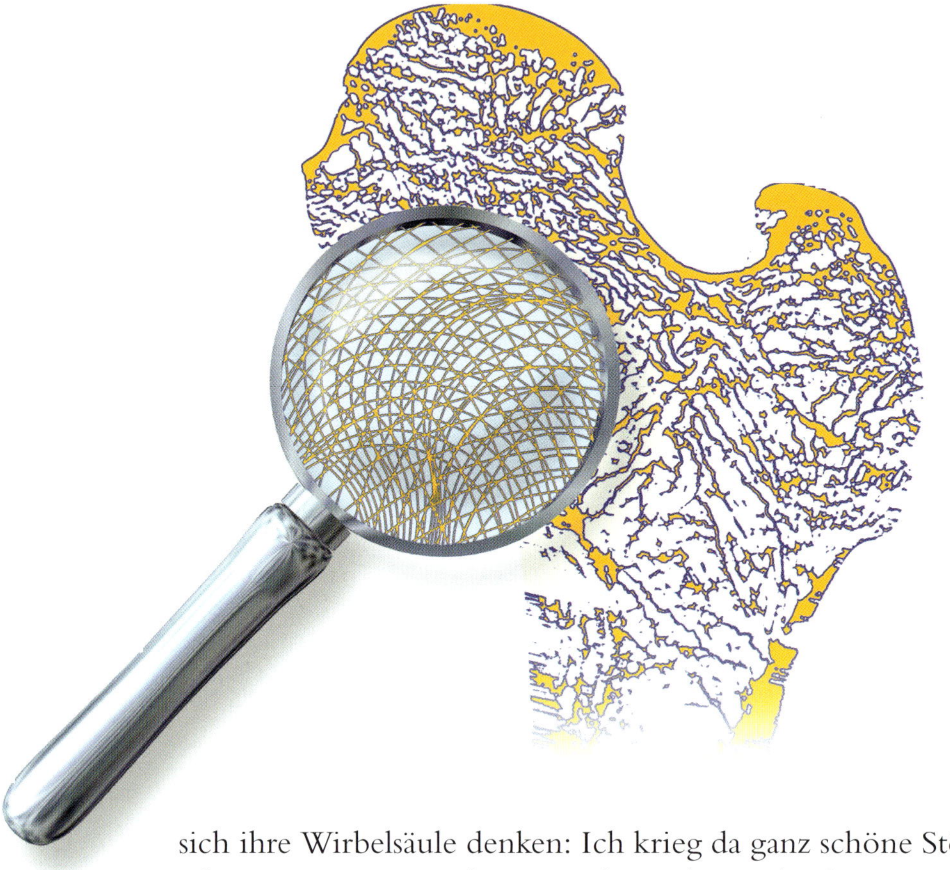

Unsere Knochen sind richtige Kunstwerke. Sie bestehen aus einer harten Außenschicht und aus Millionen von zarten Bälkchen im Innern. Dadurch sind sie leicht und trotzdem sehr belastbar. Architekten haben diese geniale Bauweise oft nachgeahmt, zum Beispiel bei der Errichtung von Brücken.

sich ihre Wirbelsäule denken: Ich krieg da ganz schöne Stöße ab; ich muss jetzt etwas fester werden. Also packt der Körper mehr Mineralsalze in die Wirbelkörper. Das heißt, der Knochen wird dichter. Leider passiert manchmal auch das Gegenteil. Das kann ein großes Problem sein – zum Beispiel für Astronauten.
Sollen wir vielleicht mal eine kleine Pause machen? Wer will noch Kuchen und Saft?

– Ich kann mir schon vorstellen, warum die Astronauten Schwierigkeiten mit ihren Knochen haben, sagt Julia wenig später. Wegen der Schwerkraft.
– Stimmt genau. Im Weltraum ist der Mensch ja schwerelos. Wenn aber das Skelett nicht belastet wird, verliert es schon nach kurzer Zeit einen Teil der Mineralien. Der Knochen wird porös, das heißt, er hat weniger Bälkchen im Innern und bricht dadurch leichter. Man versucht dieses Problem zu lösen, indem man in den Raumkapseln eine Art künstliche Schwerkraft erzeugt. Spä-

ter, zurück auf der Erde, gelingt es nämlich nur selten, die Festigkeit der Knochen wieder ganz herzustellen.
Ein ähnliches Problem haben Kranke, die längere Zeit im Bett liegen müssen und ihr Skelett nicht belasten können.
Übrigens nimmt bei den meisten Menschen im Alter die Dichte der Knochen sowieso ab. Das betrifft vor allem Frauen, so ungefähr ab 50, wenn die Produktion der weiblichen Hormone langsam aufhört. Wenn die Knochen sehr porös geworden sind – Ärzte nennen das *Osteoporose* –, kann es passieren, dass Wirbel oder Oberschenkel brechen.

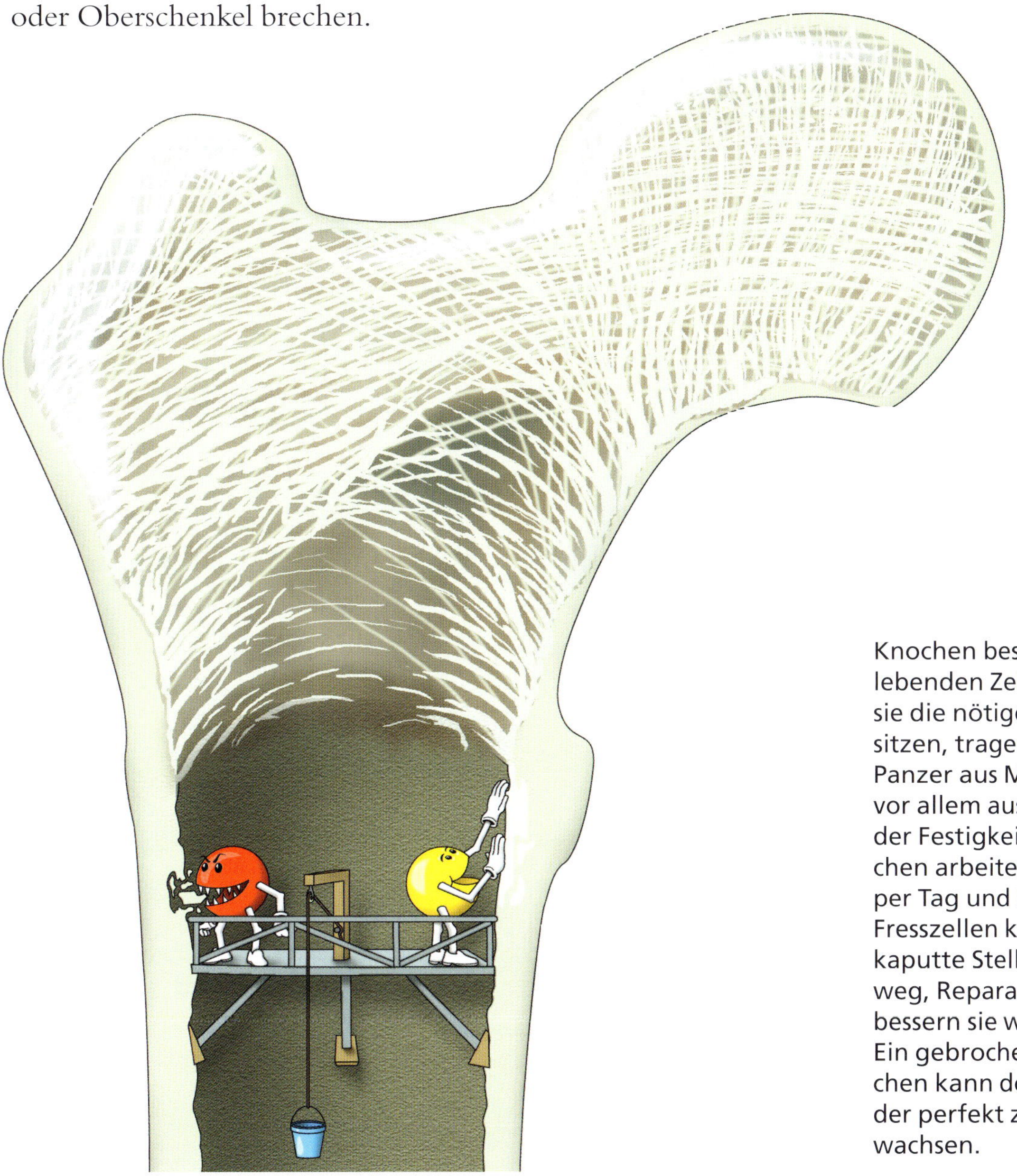

Knochen bestehen aus lebenden Zellen! Damit sie die nötige Härte besitzen, tragen sie einen Panzer aus Mineralien, vor allem aus Kalk. An der Festigkeit der Knochen arbeitet der Körper Tag und Nacht. Fresszellen knabbern kaputte Stellen einfach weg, Reparaturzellen bessern sie wieder aus. Ein gebrochener Knochen kann deshalb wieder perfekt zusammenwachsen.

– Meine Oma hat ganz schlechte Knochen, sagt Christine. Voriges Jahr ist sie hingefallen, gar nicht schlimm, aber es hat richtig gekracht und das Bein war gebrochen. Danach war sie lange im Krankenhaus und jetzt muss sie viele Medikamente einnehmen.
– Um mit 70 Jahren feste Knochen zu haben, muss man in eurem Alter möglichst viel Knochenmasse aufbauen. Selbst wenn die dann später weniger wird, ist immer noch genug da und ihr brecht euch nicht so leicht etwas. Was, denkt ihr, kann man tun, um harte Knochen zu bekommen?

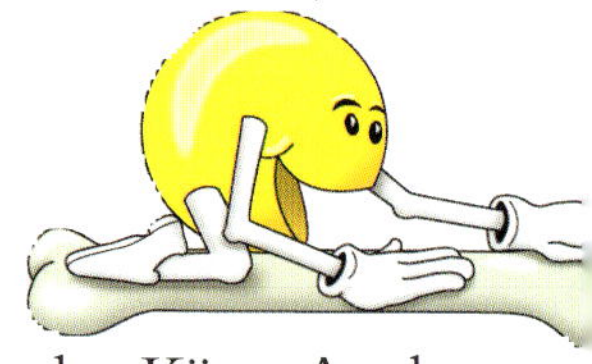

– Milch trinken.
– Stimmt, weil da viel Kalzium drin ist.
– Wenn man aber keine Milch mag?
– Dann mag man vielleicht Kakao oder Joghurt oder Käse. Auch in grünen Gemüsen, also Brokkoli oder Kohl, ist viel Kalzium drin. Was noch?
– ??
– Wenig Cola trinken. Denn da sind Stoffe drin, die Kalzium aus dem Knochen lösen. Ich meine, wenn man es regelmäßig trinkt. Ganz wichtig ist, dass ihr euch viel bewegt und Sport macht. Das baut Knochen und natürlich Muskeln auf.
– Ja, los, ruft Marie, wir wollen doch Sport machen. Wir gehen nämlich jetzt zum Reiten. Halt. Du wolltest uns noch sagen, wie der Knochen wächst.
– Am Anfang, bei einem Baby, sind die Knochen noch sehr weich. Sie bestehen zu einem großen Teil aus Knorpel. Erst mit der Zeit werden diese weicheren Knorpel durch Knochensubstanz ersetzt. Ein bestimmter Bereich an den Knochenenden bleibt aber zunächst knorpelig – man nennt ihn die Wachstumszone –, wo der Körper neue Zellen anbaut, bis man ungefähr 18 Jahre alt ist. Dann werden auch an diesen Stellen die Knorpel durch Knochenzellen ersetzt.

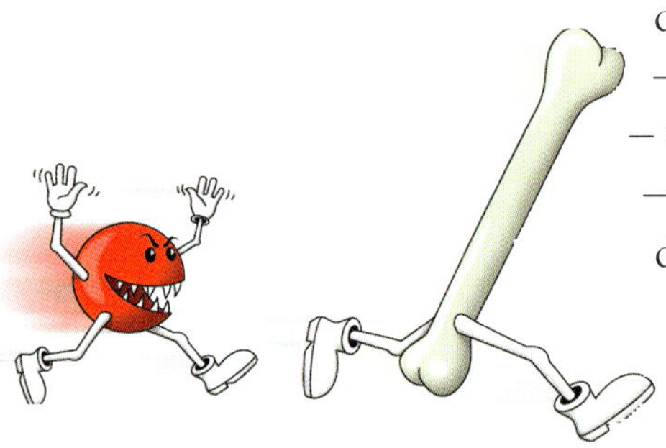

– Dann ist man ausgewachsen, oder?
– Genau.
– Wie sind die Knochen eigentlich miteinander verbunden?
– Durch die Gelenke. Aber das erzähle ich euch ein andermal. Wartet, hier ist eine Tüte mit altem Brot. Wollt ihr das mitnehmen für eure Pferde?
– Ja, prima – und danke für den Kuchen!

Wieso bin ich »ich« und nicht ein anderer?

Die Erbanlagen und das Gefühl, ein menschliches Wesen zu sein

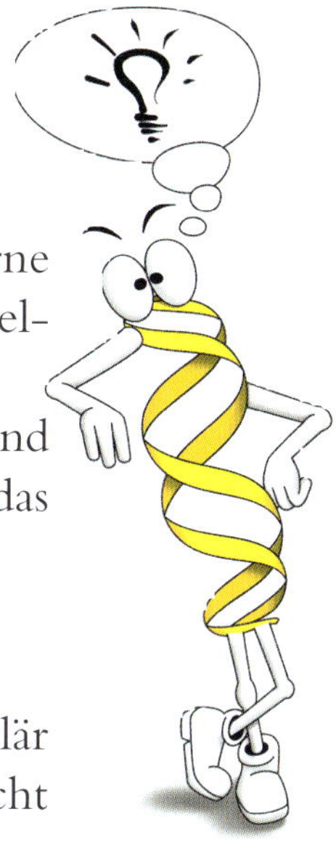

Die Mädchen reden über ihre Namen. Alle würden gerne anders heißen. Zuleika, Sara, Jessica oder Gwendolyn vielleicht.
– Überhaupt, sagt Julia, hätte ich große Lust, einmal in jemand anderen hineinzuschlüpfen. Ich möchte einfach wissen, wie das ist, ein anderer zu sein.
– Ein anderer oder eine andere?
Sie überlegt einen Moment.
– Egal. Oder vielleicht erst mal eine andere. Nein, warte. Erklär mir erst mal, wieso ich so bin, wie ich bin. Warum bin ich nicht jemand anderes?
– Weil du von deinen Eltern nicht nur die Haarfarbe, deine Stupsnase oder deine guten Zähne geerbt hast, sondern auch bestimmte Eigenschaften. Und auch, weil du bis jetzt in einer Umgebung aufgewachsen bist, in der du manche dieser Eigenschaften stärker entwickelt hast und andere eben nicht.
Ich glaube, ich weiß ein gutes Beispiel dafür: Habt ihr schon mal von den »Wolfskindern» gehört? Man erzählt sich, dass früher hin und wieder ein kleines Kind entführt oder im Wald ausgesetzt und dort von Wölfen gefunden wurde. Erstaunlicherweise wurde das Kind nicht aufgefressen, sondern in die Wolfsfamilie aufgenommen, gewärmt, ernährt und aufgezogen wie ihre eigenen Jungen. Als man das Kind nach einigen Jahren fand, was glaubt ihr, war aus dem Menschenkind geworden?
– Ein Wolf!
– Nein, nicht ganz. Das Kind lief zwar auf Händen und Füßen, weil es ja in seiner »Familie« nichts anderes gesehen hatte. Es konnte auch nicht sprechen, sondern gab ein Geheul von sich und knurrte, wie man es bei Wölfen hört. Es wollte nur rohes Fleisch essen, biss um sich und war entsetzlich scheu und ängstlich. Es

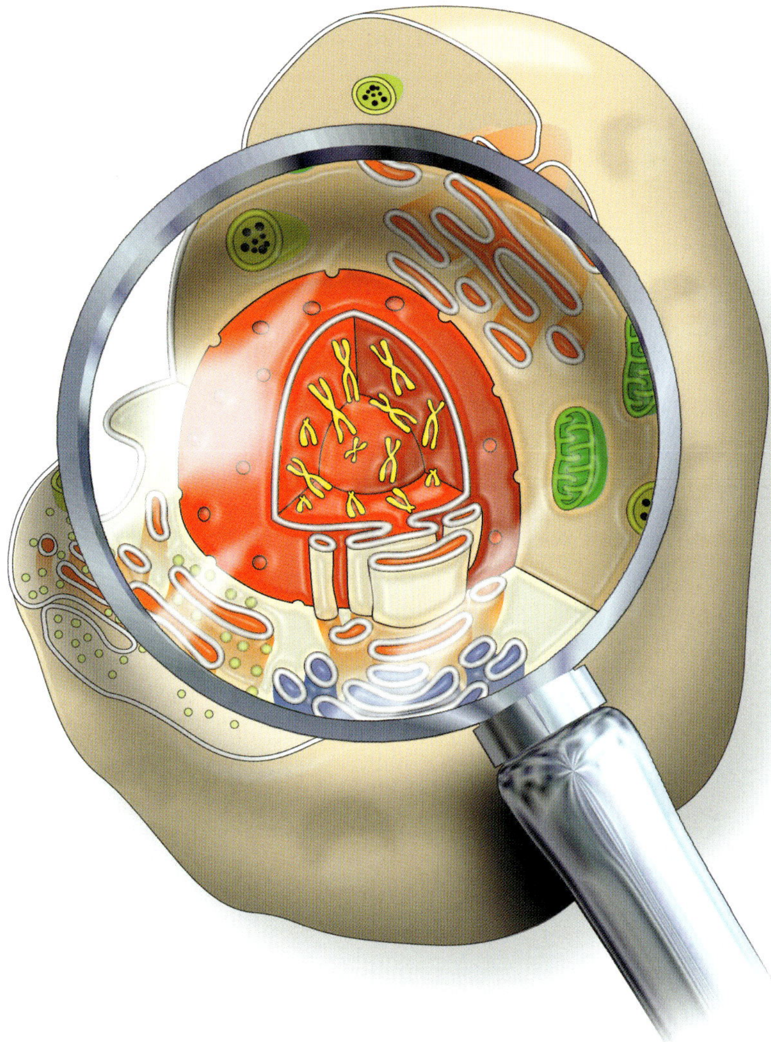

Jede einzelne der Milliarden Zellen in eurem Körper enthält im Zellkern bestimmte Kennzeichen, die sonst niemand auf der Welt hat. Sie sind gespeichert in den 46 Chromosomen. Jeder von euch ist also eine einmalige Persönlichkeit.

hatte also die Eigenschaften stark entwickelt, die für das Überleben im Wald notwendig waren: Schnelligkeit, guten Geruchssinn, Gespür für Gefahren, die von anderen Tieren oder von Menschen drohten. Aber natürlich war es nicht zum Wolf geworden – es war als Mensch geboren worden und blieb ein Mensch, wenn auch ein seltsamer.

– Dachte es denn, es sei ein Wolf?

– Ich glaube schon. Vielleicht hat es sich gewundert, wenn es sich mit den Wölfen verglich oder beim Trinken in einem Bach sein Gesicht sah. Aber es konnte sich das, was es sah, selbstverständlich nicht mit seinem Menschsein erklären. Vielleicht war das Wolfskind traurig, kein perfekter Wolf zu sein – aber das wissen wir natürlich nicht.

Die Mädchen schweigen und denken nach.
– Warum sind wir Menschen?
– Weil eure Eltern auch Menschen sind. Ihr wisst, dass für die Entstehung eines neuen Menschen eine männliche Samenzelle auf eine Eizelle der Frau treffen muss. Die beiden Zellen vereinigen sich und sofort fängt diese neue Zelle an, sich wieder und wieder zu teilen. Das geht so lange, bis aus dem Zellhaufen ein winziges Lebewesen geworden ist, das dann alle Organe ausbilden und in neun Monaten zu einem fertigen Menschen heranwachsen kann. In den Monaten und Jahren nach der Geburt lernt es nicht nur Sehen und Hören, Sprechen und Denken, sondern es entwickelt das Gefühl dafür, dass es ein menschliches Wesen ist. Das nennt man auch »Bewusstsein«.
– Aber was unterscheidet uns von anderen Menschen?
– Die Erbanlagen, die Gene.
– Und wo sind die?
– In jeder Zelle eures Körpers. Sie sind bei jedem Menschen anders und unverwechselbar. Ausnahmen sind nur Zwillinge, die aus einer Eizelle entstanden sind. Die sehen sich deshalb auch zum Verwechseln ähnlich.
– Also haben eineiige Zwillinge die gleichen Gene in ihren Zellen?
– Richtig.
– Wie sehen solche Gene überhaupt aus?
– Wenn ihr sie sehen wollt, müssen wir ein Experiment machen. Wollt ihr?
Natürlich wollen sie.
– Stellt euch als Erstes ein ganz starkes Vergrößerungsglas, eine Lupe vor. Unter dieses Glas halten wir eine Zelle. Jede Zelle besteht aus vielen einzelnen Elementen, aber die erkläre ich euch ein anderes Mal. Uns geht es jetzt um den Kern der Zelle. Auf den halten wir unsere Lupe.
Was sehen wir? In dem winzigen Kern liegen 23 Paare von eigenartigen Gebilden, die aussehen wie Häkchen oder Stäbe.
– Ich weiß, sagt Christine, die heißen Chromo… Chromo-

»Wolfskinder« nannte man früher kleine Kinder, die im Wald verloren gingen und von Wölfen aufgezogen wurden. Sie fühlten sich als Wölfe, liefen auf Händen und Füßen, heulten und knurrten. Es war schwierig für sie, später wieder unter Menschen zu leben.

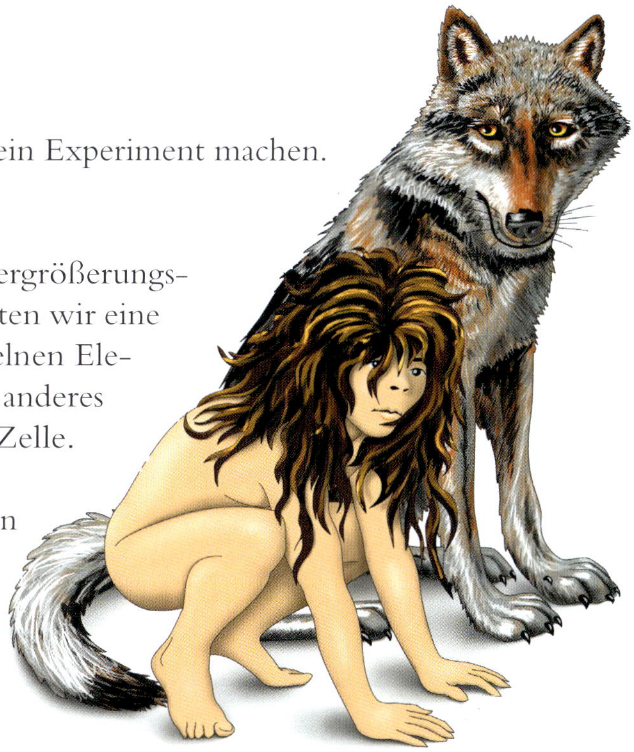

dingsbums oder so ähnlich und eins stammt immer vom Vater, eins von der Mutter.
– Richtig. Das sind die Chro-mo-so-men. Jetzt nehmen wir eine noch viel stärkere Lupe und schauen uns damit ein solches Chromosomen-Häkchen an. Was meint ihr, was wir dann sehen?
– Keine Ahnung. Sag's uns.

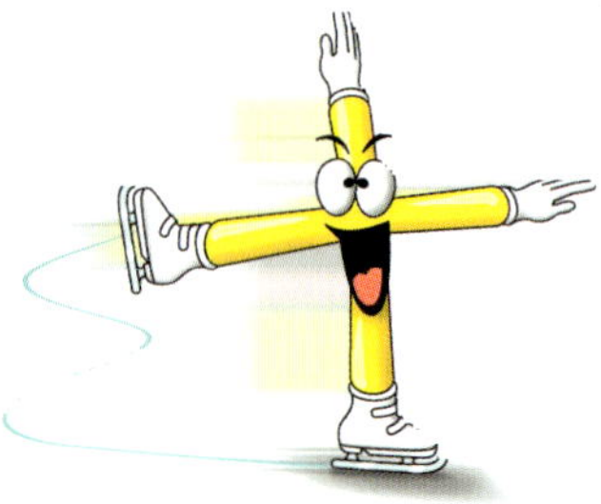

– Einen Faden. Einen unendlich langen Faden. Kilometerlang! Den hat die Natur aber so geschickt aufgewickelt, dass er in dieses winzig kleine Stäbchen passt.
– Aha!, ruft Julia. Das ist der Lebensfaden!
– Genau so könnte man ihn nennen. Auf diesen Fäden liegen nämlich die ganzen Erbanlagen, die Gene, die euch zu einem unverwechselbaren Menschen machen. Sie sind aufgereiht wie Perlen auf einer Schnur. Stell dir vor, Marie, auf einem Abschnitt ist deine Begabung für Musik gespeichert. Und bei dir, Julia, liegt irgendwo das Talent für Mathematik.
– Mathematik? Na ja. Eher das fürs Reiten.
– Und bei mir die natürliche Begabung, dauernd vom Pferd runterzufallen, meint Christine lachend.
– Ich glaube, das liegt eher an der fehlenden Übung als an den Genen. Aber ihr habt Recht, natürlich erbt man nicht nur positive Eigenschaften und die Farbe der Augen und wie groß man wird und ob man Talent für Technik oder für Sprachen hat. Man kann auch eine Veranlagung für bestimmte Krankheiten durch die Gene mitbekommen. Das heißt nicht, dass man so eine Krankheit in jedem Fall bekommt, aber die Wahrscheinlichkeit dafür ist größer. Das gilt zum Beispiel für Allergien, zu denen man eher neigt, wenn Vater oder Mutter auch allergisch gegen bestimmte Dinge sind.
Wollen wir noch genauer in die Zelle hineinschauen oder habt ihr schon genug?
– Weitermachen!

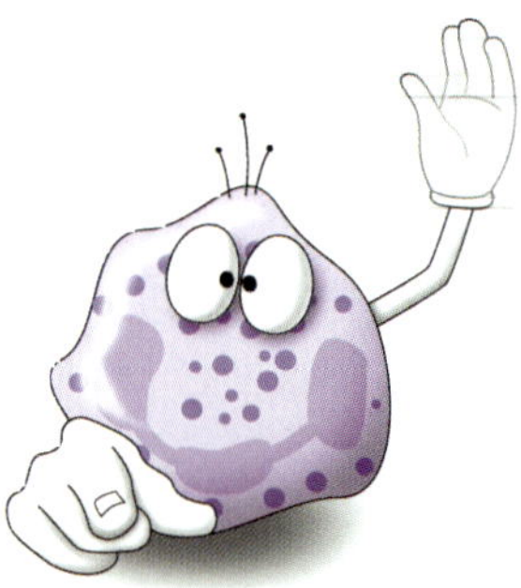

– Gut. Also richten wir unser magisches Vergrößerungsglas jetzt auf den langen Faden – und sehen: Es ist gar kein Faden, sondern eine Art Strickleiter.
– Wieso eine Strickleiter?
– Man könnte auch sagen, eine Spirale oder eigentlich zwei Spiralen, die umeinander gewunden sind. Strickleiter kann man sich aber leichter vorstellen. Eine unendlich lange gedrehte Stricklei-

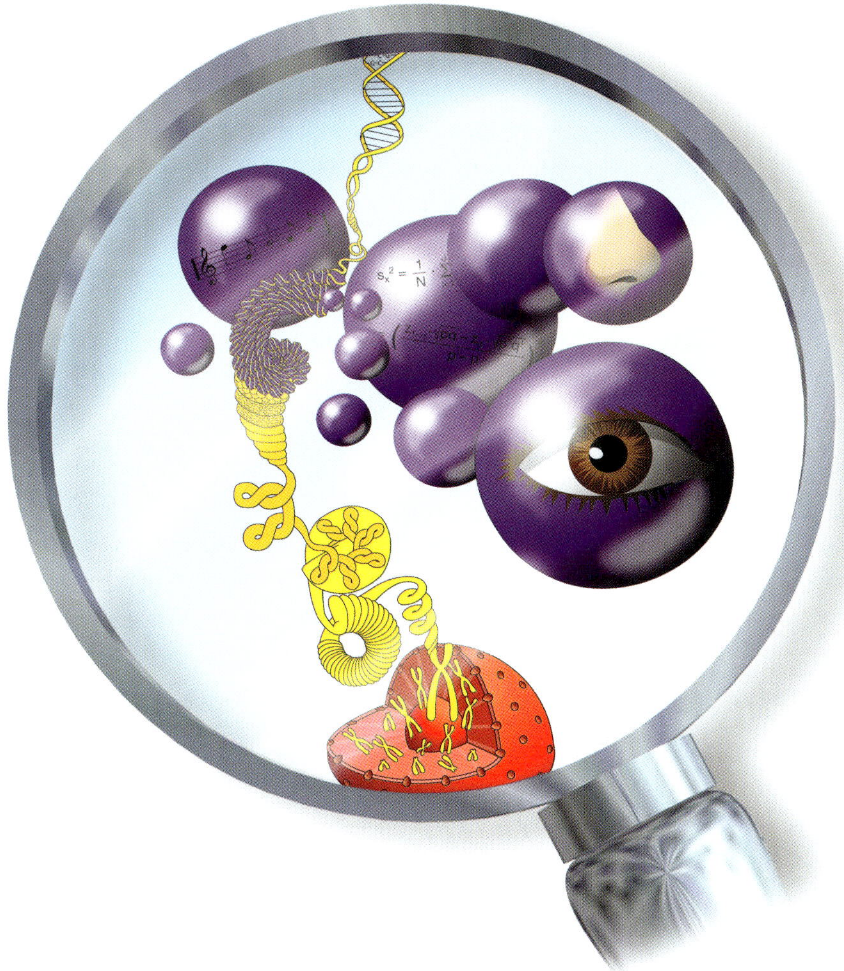

ter mit Millionen Sprossen. Und jetzt kommt das Erstaunliche: Es gibt nur vier verschiedene Arten von Sprossen. Bei jedem von uns die gleichen. Nur: *Wie* die Sprossen hintereinander angeordnet sind, in welcher Reihenfolge, das macht den Unterschied zwischen den verschiedenen Menschen aus.

– Stark, sagt Julia. Und woraus ist die Leiter gemacht?

– Aus bestimmten Stoffen, die man *DNS* nennt.

– Was soll das denn sein? Christine runzelt die Stirn.

– Ich fürchte, das wird jetzt zu kompliziert.

– Nein! Sag schon!

– Meinetwegen: Das ist eine Substanz, die *Des-oxy-ribo-nuklein-säure* heißt. Zufrieden?

– Zu kompliziert.

– Eben. Wenn ihr wollt, merkt euch D-N-S. Das ist der Wunderstoff, aus dem das Leben besteht.

Ob du ein Mädchen oder ein Junge bist, wie du aussiehst, die Farbe deiner Augen und deiner Haare, deine Begabungen – das alles war von Anfang an in dir festgelegt. Die Teilchen der Chromosomen, in denen deine Eigenschaften gespeichert sind, nennt man die Gene.

– Eine Frage noch: Warum bin ich ein Mädchen geworden und Benni ein Junge?
– Dafür ist euer Vater verantwortlich. Die männliche Samenzelle enthält das Chromosom, das für das Geschlecht des Kindes zuständig ist – und zwar entweder ein »x-Chromosom«, dann wird es ein Mädchen, oder ein »y-Chromosom«, dann wird es ein Junge.

– Ich habe noch eine allerletzte Frage, sagt Julia nachdenklich. Was ist aus dem Wolfskind geworden, als es dann bei den Menschen lebte?
– Darüber gibt es viele Bücher und einen sehr schönen Film »Der Wolfsjunge« von einem französischen Regisseur namens François Truffaut. Das wilde Kind aus dem Wolfsrudel wurde nach und nach »gezähmt«, wie man damals sagte. Es lernte normal gehen und auch sprechen. Aber etwas in ihm blieb immer fremd. Und ich bin sicher, es sehnte sich manchmal zurück zu seinen lieben Wölfen.

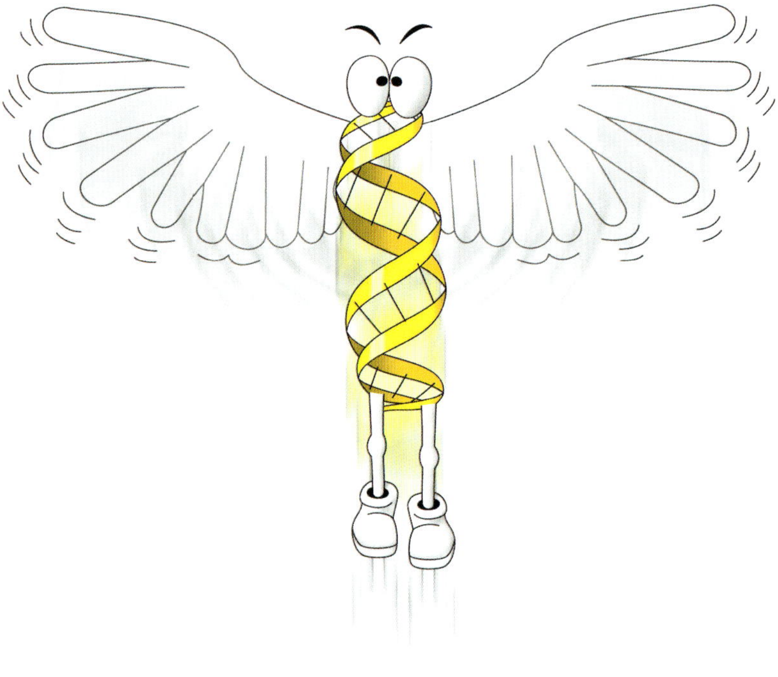

Tief einatmen!

Und was dabei alles passiert

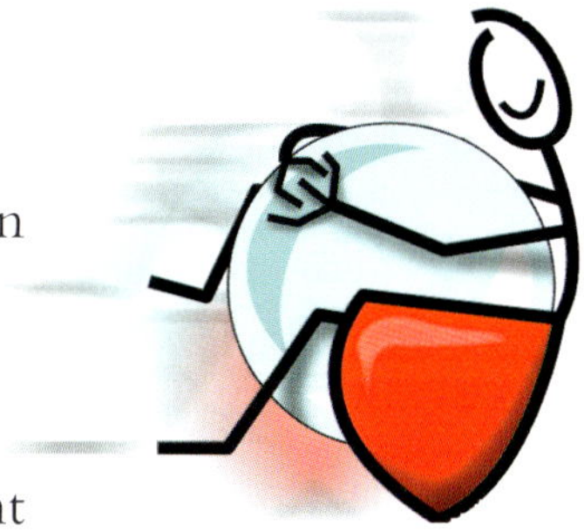

Hilfst du uns bei den Englisch-Hausaufgaben? Wir schreiben wahrscheinlich morgen eine Arbeit.
– Okay. Habt ihr viel auf?
– Es geht so. Aber wir müssen vor allem Vokabeln lernen.
Julia und Marie packen langsam ihre Schultaschen aus. Es ist nicht zu übersehen, dass sie lieber draußen wären. Oder im Stall, bei Quax und Jacky.
– Also, zeigt mal her. Was müsst ihr machen?
– Seite 47, Lektion 6b: »An appointment with my doctor« – Ein Besuch bei meinem Arzt.
– Sollen wir erst die Wörter lernen? Dann ist der Text besser zu verstehen.
– Meinetwegen.
Sehr begeistert klingt das nicht.

– To undress? – Ausziehen. – Tongue? – Zunge. – Gut. To breathe?
– ??
– Atmen. Was heißt dann: to breathe deeply?
– Tief atmen.
– Richtig. Skin?
Aber Maries Gedanken sind beim Atmen hängen geblieben.
– Sag mal, was passiert eigentlich, wenn man tief einatmet?
– Was soll passieren? Dann kommt viel Luft in die Lunge.
– Und wenn man nicht tief einatmet?
– Dann kommt auch Luft in die Lunge, gerade so viel, wie man braucht. Normalerweise merkst du ja nicht, dass du atmest. Die Automatik im Gehirn steuert das von selbst. Wollt ihr jetzt Englisch lernen oder was übers Atmen hören?
– Übers Atmen, antworten sie wie aus einem Mund.
– Ihr seid schrecklich. Morgen jammert ihr wieder, dass ihr so wenig gewusst habt. Also: Warum muss der Mensch überhaupt atmen?

– Weil er den Sauerstoff aus der Luft braucht.
– Richtig. Ohne Sauerstoff sterben die Zellen ab. Ihr dürft nicht vergessen: Leben heißt Umwandlung von Nahrung in Energie. Und diese Umwandlung funktioniert nur mit Sauerstoff. Wie der Sauerstoff ins Blut und in die Organe kommt, habe ich dir schon mal erklärt, Julia. Stimmt's?
– Ja. Die roten Blutkörperchen holen ihn in der Lunge ab.
– Gut gemerkt! Nächste Frage: Warum strömt die Luft in den Körper? Sie könnte doch auch draußen bleiben.
– Weil sie muss.
– Sie muss tatsächlich, aber warum? Steht mal auf. Marie, du legst deine Hände von hinten an Julias Brustkorb. Julia, atme ganz aus, ganz. So, und jetzt atmest du tiiiief ein – und hältst die Luft an. Was spürst du, Marie?
– Die Brust ist viel größer geworden.
– Ja. Die Rippen sind von Muskeln weit auseinander gezogen worden. Jetzt stellt euch vor, dass im Brustkorb die elastische Lunge an der Innenseite der Rippen befestigt ist, das heißt, die Lunge wird beim Einatmen ebenfalls größer. Und dadurch entsteht – was denkt ihr?
– Unterdruck!, sagt Marie.
– Genau. In diesen Unterdruck strömt die Luft.
– Kann ich jetzt wieder ausatmen?, flüstert Julia.
– Ja, klar, entschuldige.
– Pfhhhhhh.
– Beim Ausatmen zieht sich die Lunge zusammen und schiebt die Luft durch Mund oder Nase wieder hinaus. So wie du es gerade gemacht hast.

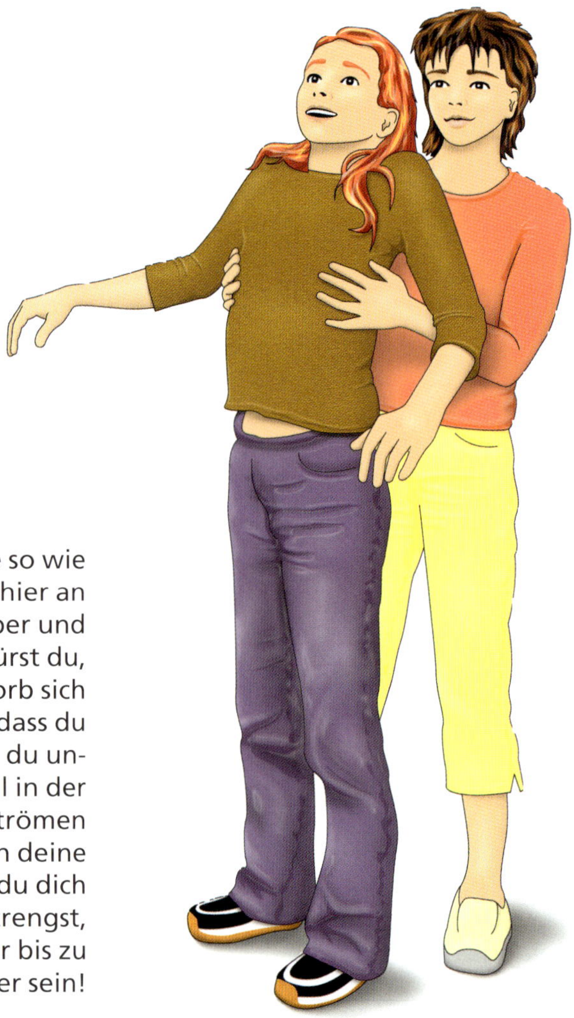

Leg die Hände so wie die Mädchen hier an deinen Oberkörper und atme tief ein! Spürst du, wie dein Brustkorb sich erweitert? Ohne dass du es merkst, atmest du ungefähr 15-mal in der Minute. Dabei strömen ca. 6 Liter Luft in deine Lunge. Wenn du dich beim Sport anstrengst, können es sogar bis zu 30 Liter sein!

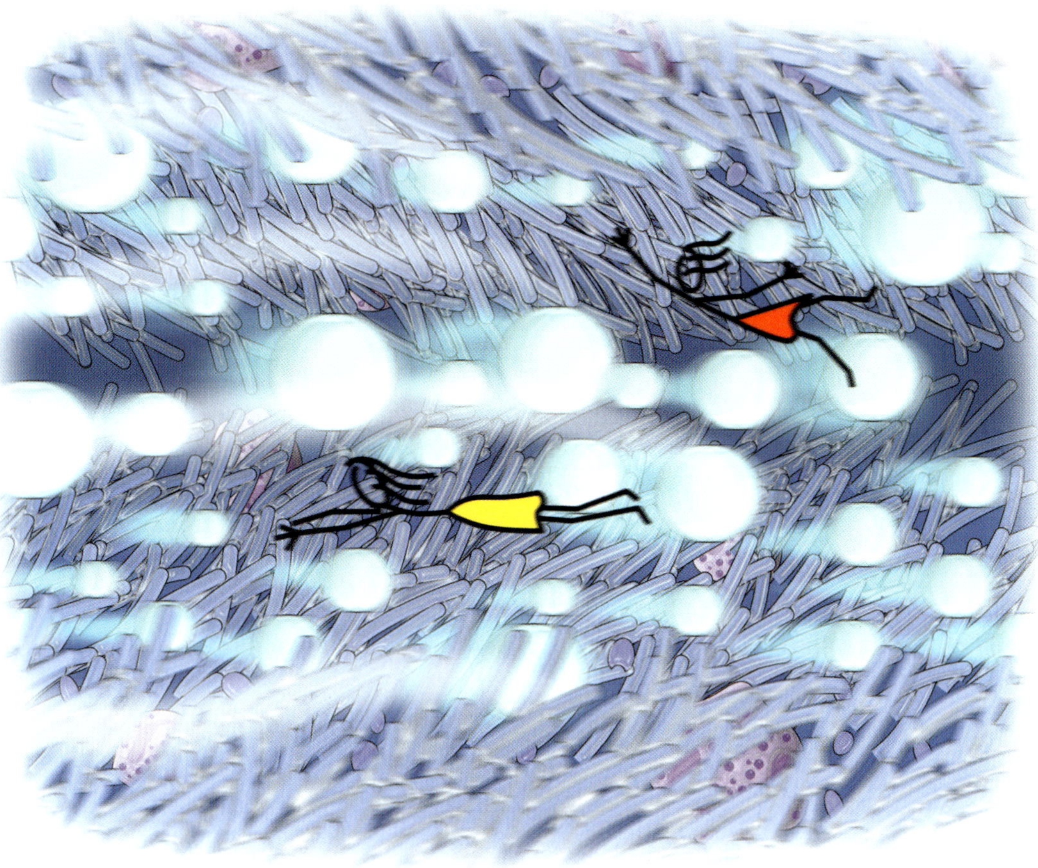

– Mir fällt was ein, sagt Marie, ich singe doch im Schulchor, und die Frau Kraft, das ist die Chorleiterin, legt uns immer die Hände auf den Bauch, um zu sehen, ob wir richtig atmen. Auf den Bauch!
– Richtig. Es sind nicht nur die Rippen, die den Brustraum beim Einatmen vergrößern, sondern auch das Zwerchfell. Das ist die große Muskelplatte, die den Brustraum vom Bauchraum trennt. Wenn man einatmet, schiebt sie sich nach unten und dehnt dadurch die Lunge.
Jetzt erkläre ich euch noch schnell, was mit der Luft geschieht, wenn sie in die Lunge strömt. Und dann machen wir mit den Vokabeln weiter.
– Können wir nicht wieder so ein Spiel machen, du weißt schon, in die Lunge reisen oder so was Ähnliches.
– Ja, natürlich. Wollt ihr in mich hineinfliegen? Dann seid ihr jetzt wieder winzig klein. Jede von euch reitet auf einer Luft-

Hey, hier ist es aber stürmisch! Gut, dass Flimmerhärchen an den Wänden der Atemwege all den Staub, den Schmutz und die Bakterien einfangen, die du mit der Luft einatmest. So können sie deiner Lunge nicht gefährlich werden. Wenn du rauchst, gehen diese schützenden Härchen kaputt und du wirst eher krank.

Beim Atmen strömt die Luft zuerst durch die Nase, wo sie feucht und warm wird. Dann streicht sie durch die Luftröhre und die Bronchien in die Lungenbläschen. Der Sauerstoff dringt durch die Wände ins Blut, das verbrauchte Kohlendioxid kommt zurück und wird wieder ausgeatmet.

kugel. Erst schwebt ihr vor meinen Nasenlöchern. Jetzt atme ich ein. Dadurch entsteht plötzlich ein starker Sog und ihr werdet hineingerissen ins Halbdunkel der Nasengänge. Vorsicht, das wird etwas kitzeln: Der Eingang ist besetzt mit Borstenhaaren, in denen sich Staub und Schmutz verfangen sollen. Denn wenn ihr die anderen Luftkügelchen anschaut, dann seht ihr, dass da überall auch Schadstoffe und Bakterien herumschweben. Ihr fliegt jetzt in ein Labyrinth von Gängen und Höhlen. Nebel steigt auf. Dabei merkt ihr, wie eure Luftkugel sich erwärmt und feucht wird. Schaut mal nach oben. Was seht ihr da?

– Das Gehirn, sagt Marie.

– Nicht ganz. Die Nasenhöhlen sind vom Gehirn durch eine feste Knochenplatte getrennt. Aber aus diesem Knochendach ragen merkwürdige Nervenfühler. Ich schnuppere jetzt. »Riecht nach Pferdestall und frisch gewaschenen Haaren«, melden die Fühler ans Gehirn.

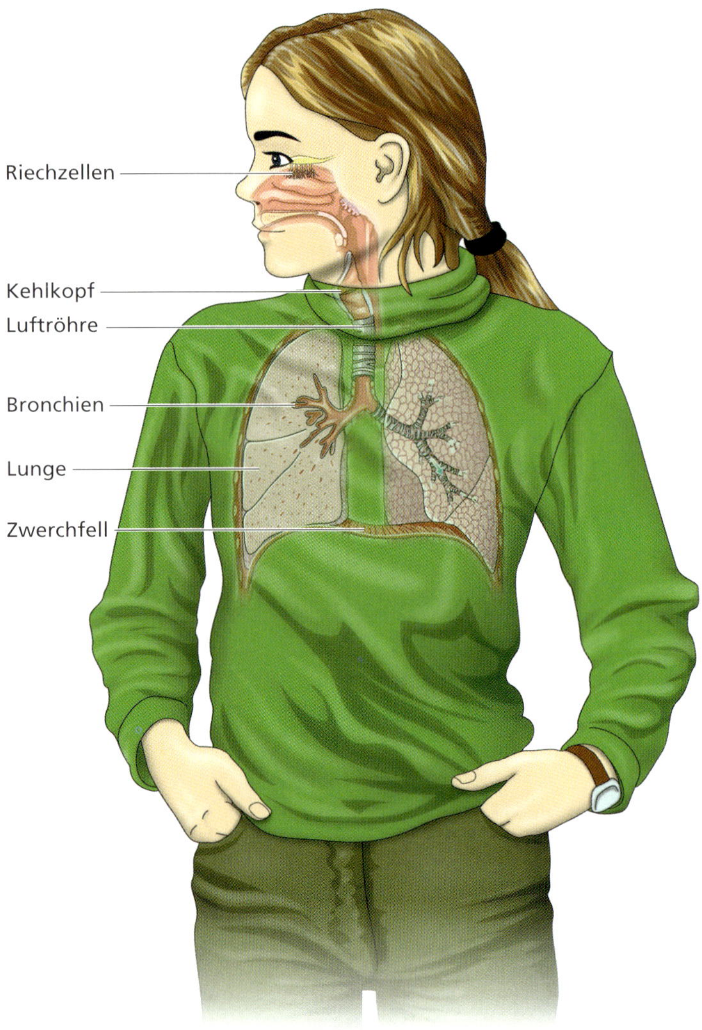

– Was sind das für Fühler?

– Das ist das Geruchsorgan. Es kann feinste Düfte unterscheiden und merkt, dass ihr vorhin bei euren Pferden wart.

– Weiter!

– Jetzt seid ihr im Rachen, das heißt im hinteren Mundraum, und von dort geht es hinein in die Luftröhre. Hier saust ihr zunächst durch eine Engstelle, an der die Stimmbänder aufgespannt sind. Später, wenn die Luft zurückströmt, kann sie diese Stimmbänder zum Schwingen bringen, wie die Saiten einer Harfe.

Dann beginnt ein Dschungel. Die Zellen an den Wänden der Luftröhre und der Bronchien sind besetzt mit feinsten Flimmerhärchen. Die wiegen sich im Luftstrom hin und her wie Pflanzen auf dem Meeresgrund. Sie liegen auf der Lauer, um gefährliche Feinde zu fangen und sie wieder nach oben in den Rachen und von da aus dem Körper zu wirbeln.

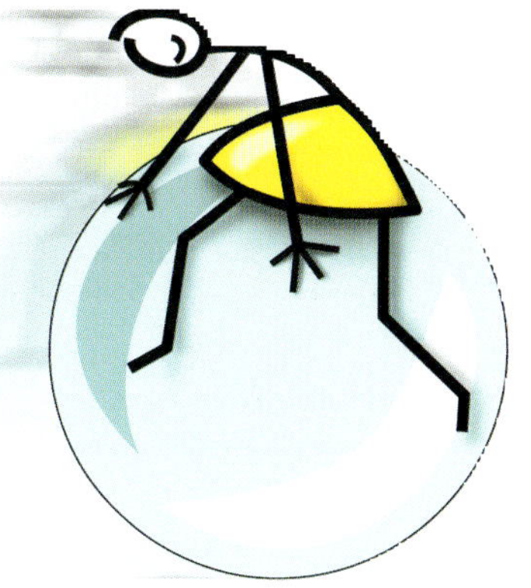

– Hilfe!, ruft Julia. Sie wollen mich packen!
– Mich auch, mich auch!, schreit Marie. Die wissen, dass wir nicht hierher gehören!
– Haltet euch an euren Luftkugeln fest! Jetzt verzweigen sich die Atemwege. Die Röhren werden immer enger und dann seid ihr schließlich in einem der unendlich vielen Lungenbläschen angekommen. Euer Luftschiff löst sich auf. Der Sauerstoff, den es mitgebracht hat, schlüpft durch die dünne Wand. Dahinter wird er von den roten Blutzellen gepackt und im Blutstrom weggetragen zu den anderen Organen. Gleichzeitig dringt die verbrauchte Luft, das Kohlendioxid, durch die Wand in das Lungenbläschen ein. Die Ausatmung beginnt. Schnappt euch so ein neues Luftschiff für die Heimreise. Vorsicht, jetzt huste ich mal. Und damit saust ihr mit großer Geschwindigkeit den gleichen Weg zurück durch die Luftröhre und den Mund wieder hinaus ins Freie. – Was denkt ihr, wie schnell ihr gerade wart?
– Keine Ahnung.
– 120 Stundenkilometer! Und seid froh, dass ich nicht erkältet bin, sonst wärt ihr die ganze Zeit durch Nasenrotz und Entzündungsschleim gewatet.
– Lustig, sagt Marie.
Dann hat sie noch eine Frage.
– Du hast vorhin gesagt, wenn man singt, strömt die Luft durch die Stimmbänder.
– Ja. Du erzeugst die Tonhöhe durch die unterschiedliche Stellung dieser kleinen Muskelbänder, genau wie die Sprechlaute.
– Wie viele Lungenbläschen haben wir eigentlich?, fragt Julia.
– Unendlich viele. Wenn man sie alle ausbreiten und nebeneinander legen würde, dann könnte man damit einen ganzen Tennisplatz bedecken.
So, genug mit Reisen und Luftkugeln. Wo sind wir stehen geblieben in eurem Buch? Was heißt »atmen« auf Englisch?
– Müssen wir das jetzt noch lernen?, seufzt Julia. Im Körper herumreisen find ich viel spannender.
– Ich auch, sagt Marie. Aber was atmen heißt, das weiß ich jetzt: to breathe.

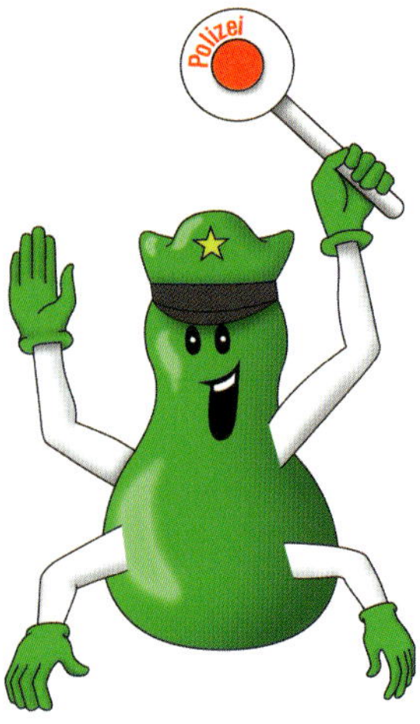

Jetzt reicht's mir – ich bin schon wieder erkältet

Das Abwehrsystem muss uns vor vielen Feinden schützen

Julia liegt mit Grippe im Bett. Sie ist wütend. Gerade heute findet auf dem Reiterhof ein Turnier statt und sie hätte zum ersten Mal mitreiten dürfen.

– Warum muss ich immer krank sein?, schluchzt sie. Wieso darf ich nicht mal zuschauen, wenn die anderen reiten?

– Das tut uns allen wirklich sehr Leid, Julia. Aber mit Fieber gehört man ins Bett. Soll ich dir was vorlesen?

– Nein. Danke.

Jetzt weint sie erst recht.

– Woher kommt das überhaupt, das Fieber und der Husten und dass man sich so elend fühlt?

– Du hast eine Infektion. Krankheitserreger sind in deinen Körper eingedrungen und deine Abwehrkräfte, das heißt das Immunsystem, haben dich nicht schützen können. Jetzt müssen wir warten, bis sie mit den Feinden fertig geworden sind.

– Blödes Immunsystem.

– Sag das nicht. Es ist nämlich eines der erstaunlichsten Dinge im Körper. Soll ich es dir erklären?

– Meinetwegen.

– Die erste Abwehrmauer gegen alle Gefahren, die von außen her in den Körper eindringen könnten, ist die Haut. Sie schützt uns nicht nur vor Kälte, vor Austrocknung und Strahlen, sondern auch gegen Infektionen. Durch die unbeschädigte Haut kann praktisch kein Krankheitserreger eindringen. Nur wenn man sich verletzt hat oder von einem Insekt gestochen wurde, können Bakterien oder Viren in den Körper gelangen. Weißt du, was »Bakterien« und »Viren« bedeutet?

– Nicht so genau.

– Beides sind winzige Lebewesen, die Krankheiten auslösen können. Im Gegensatz zu den Bakterien, die sich selbst schnell ver-

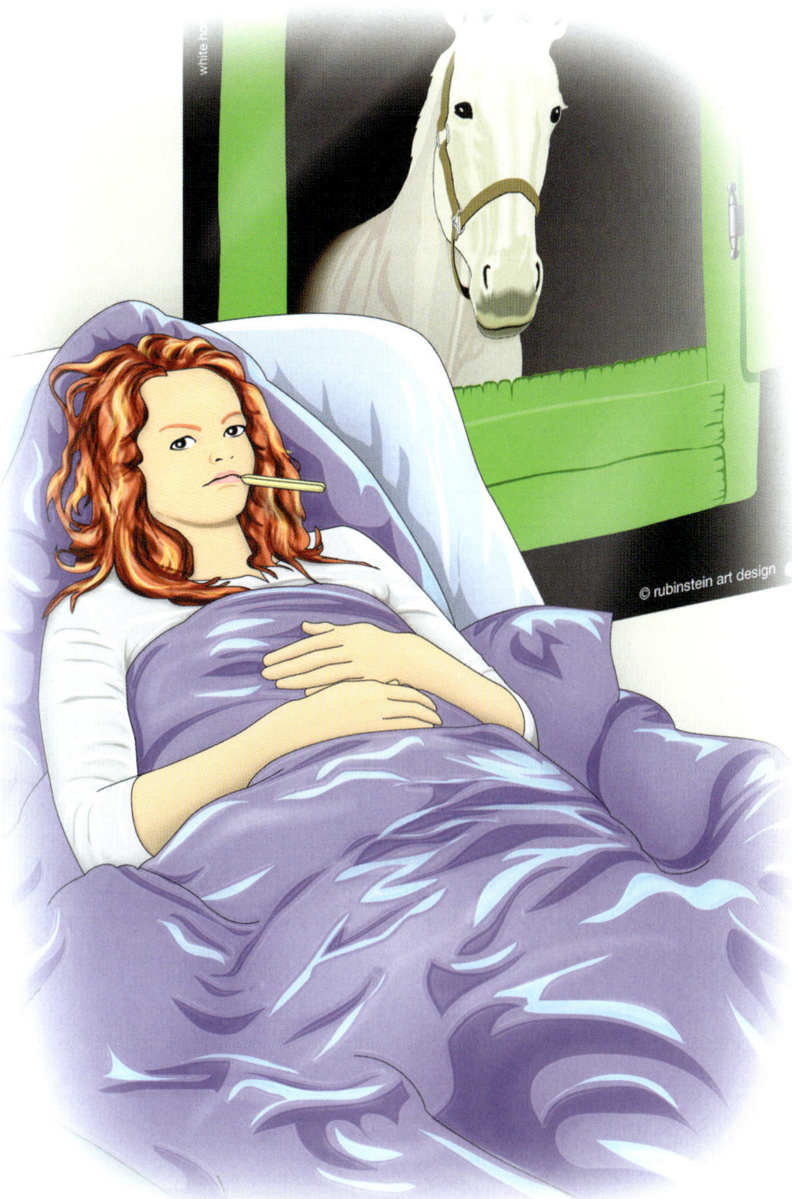

mehren können, brauchen die Viren meistens fremde Zellen, in die sie sich hineinschleichen und die sie dazu zwingen, neue Viren zu produzieren.
Aber wie gesagt, die Haut ist eine gute Barriere gegen solche Erreger. Schwieriger wird es schon bei den Schleimhäuten. Organe wie die Nase, die Mundhöhle, der Darm oder die Scheide sind mit einer schützenden Haut ausgekleidet, die aber nicht so robust

Wenn du stark erkältet bist, erhöht dein Körper die Temperatur und du kriegst Fieber. Dadurch werden die Krankheitserreger geschädigt und du wirst rascher wieder gesund.

ist wie die äußere Haut. Gefährdet sind vor allem die Atemwege, also die Nase, die Luftröhre und die Bronchien. Denn mit der Luft atmen wir oft auch jede Menge Krankheitskeime ein. Und deshalb wachen hier ständig die Polizisten des Immunsystems.

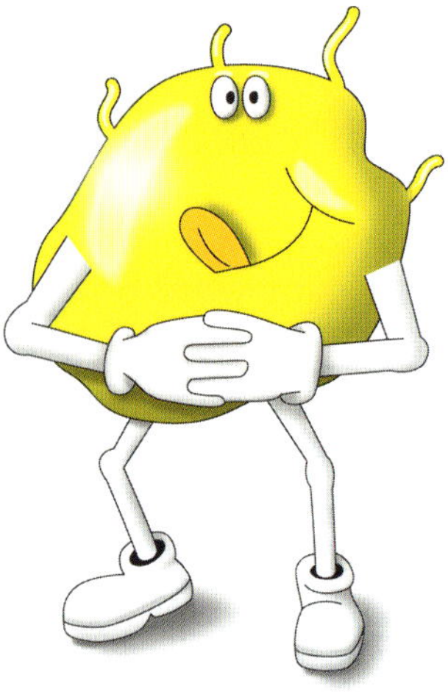

Nehmen wir an, es gelingt einigen Viren, durch die Schleimhaut der Luftröhre zu dringen. Dann stürzen sich die wartenden Immunzellen mit ihren Fangarmen auf diese Krankheitserreger und schleppen sie zum nächsten Revier. Das ist meistens ein Lymphknoten. Dort lautet die erste Frage: Ausweis! Kennen wir die? Dann werden die Viren auf ihre besonderen Merkmale hin untersucht. Wenn das Immunsystem schon einmal Kontakt mit dieser Art von Viren hatte, kann es kurzen Prozess mit ihnen machen: Die Waffen, die die Zellen damals hergestellt haben, sind entweder noch vorhanden – oder sie können blitzschnell nachbestellt werden.

– Und was sind das für Waffen?

Julia ist jetzt wirklich interessiert.

– Man nennt sie »Antikörper«. Es sind winzige Eiweiß-Stückchen, die an einer Stelle des Virus wie ein Schlüssel in ein Schloss passen. Wenn die Antikörper sich auf das Virus stürzen, schnappt das Schloss zu – wie bei Handschellen – und damit ist das Virus gefangen und kann von den großen Fresszellen vernichtet werden. Eine gute Immunzelle kann innerhalb von Minuten Millionen solcher Antikörper herstellen.

– Und wenn die Polizei den Feind noch nicht kennt?

– Dann muss sie erst neue Waffen bestellen und das dauert natürlich länger. Deshalb gibt es bei neuen Feinden erst einmal Großalarm. Da, wo die Viren oder Bakterien zuerst in den Körper gekommen sind, gerät alles in Aufruhr. Die betroffenen Zellen

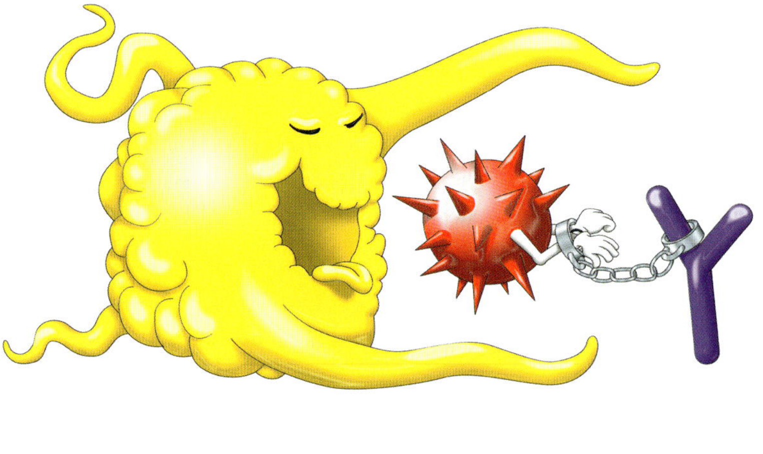

Die stärksten Waffen des Körpers gegen Infektionen, die Antikörper, werden von den Immunzellen hergestellt. Sie verhaften die Feinde und schleppen sie zu den Fresszellen, die diese dann verschlingen.

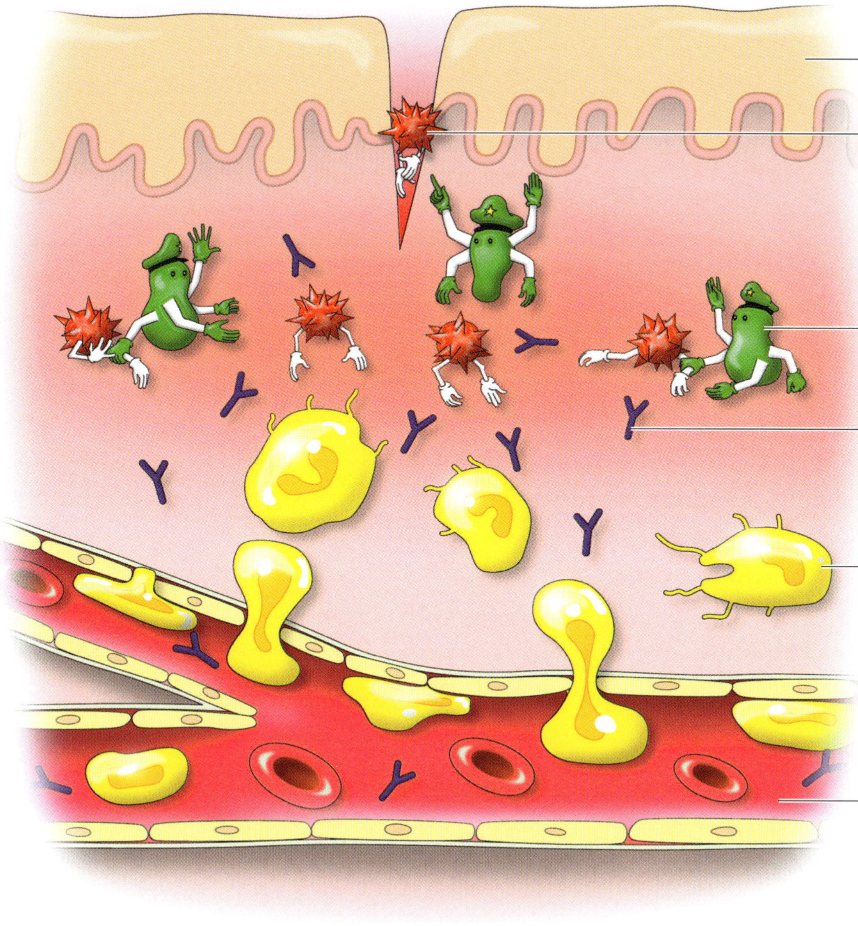

schicken Hilferufe an die vorbeischwimmenden weißen Blutkörperchen, dann kommen die Immunzellen mit dem Blutstrom in großen Scharen herbei und es entsteht eine Entzündung im Gewebe. Deine Nase läuft, der Hals fühlt sich kratzig an, du musst husten, weil die Zellen in den Bronchien so viel Schleim produzieren. Auch in der Befehlszentrale des Körpers, im Gehirn, hat man die Gefahr erkannt und den Temperaturregler auf »Fieber« gestellt, um die eingedrungenen Krankmacher durch die Hitze zu schädigen.

– Und dann?

– Dann braucht man Geduld. Bei manchen Infektionen helfen Antibiotika, also Medikamente, die die Bakterien direkt angreifen. Gegen Viren muss sich der Körper selbst wehren. Und dazu braucht er seine Spezial-Polizei, die Immunzellen eben. Weißt du, dass diese Zellen sogar in eine Schule gehen müssen?

– Ach, Quatsch.

Sobald böse Bakterien oder Viren in den Körper eindringen, stürzen sich die Körperpolizei und eine Armee von Immunzellen auf sie. Dann gibt es eine große Schlacht. Wenn alle krank machenden Keime besiegt sind, bist du wieder gesund.

– Kein Quatsch. Die Zellen entstehen, wie alle Blutzellen, im Innern der Knochen. Dann wandern sie in die *Thymus-Drüse* (die hinter dem Brustbein liegt). Dort werden sie ausgebildet. Sie sollen nämlich nicht nur Feinde erkennen und Antikörper herstellen, sondern sie müssen auch lernen, dass man die eigenen Zellen nicht angreifen darf. Stell dir vor, dein Immunsystem würde gegen deinen eigenen Körper kämpfen. Das wäre eine ziemliche Katastrophe. Es gibt übrigens Krankheiten, bei denen genau das passiert. Aber normalerweise funktioniert das Training, und wenn irgendwelche dummen Zellen das nicht kapieren, dann werden sie einfach umgebracht. Die Zellen, die durch die Thymus-Schule gegangen sind, bilden zusammen mit den Lymphknoten, der Milz und anderen Immuneinrichtungen eine tolle Schutztruppe für dich.

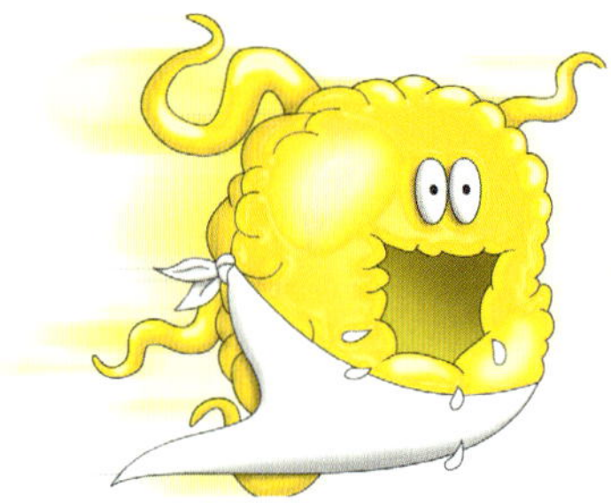

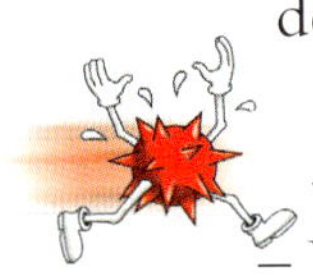

– Schöner Schutz. Schau nur mal, wie ich hier rumliege.
– Wenn man jung ist, muss man viele Erkältungen durchmachen. Umso besser ist das Immunsystem später ausgebildet.

Es klopft. Julias Freundinnen stecken den Kopf herein.
– Stell dir vor, rufen sie, Sabrina hat gewonnen, ausgerechnet mit dem alten Cäsar, er hat sich aufgeführt wie ein Zirkuspferd, Trab, Galopp, alle Hindernisse – es war unglaublich!
– Ihr bleibt besser draußen, sonst steckt ihr euch noch an.
– Ach bitte, jammert Julia, ich will wenigstens genau wissen, wie es war.
– Hol dir dein Telefon ans Bett. Wir rufen in fünf Minuten an. Und, Julia, gute Besserung!

Seit du ein kleines Kind warst, bist du regelmäßig geimpft worden. Gegen Tetanus, Masern, Keuchhusten und andere Infektionen. Beim Impfen geschieht Folgendes: Der Arzt spritzt dir Krankheitserreger unter die Haut, die aber vorher abgetötet wurden und nicht mehr krank machen können. Das weiß das Immunsystem jedoch nicht. Es reagiert so, als wären das wirkliche, gefährliche Feinde und stellt nun seine Antikörper-Waffen her. Bei der nächsten Spritze vermehrt es die Waffen um ein Vielfaches. Wenn dann richtige Tetanus- oder Masern-Viren in deinen Körper eindringen, werden sie mit diesen Antikörper-Waffen blitzschnell unschädlich gemacht und du wirst nicht krank. Man sagt auch, du seist gegen diese Infektionen »immun«.

Rot ist rot und grün ist grün – oder etwa nicht?

Vom Sehen und Erkennen

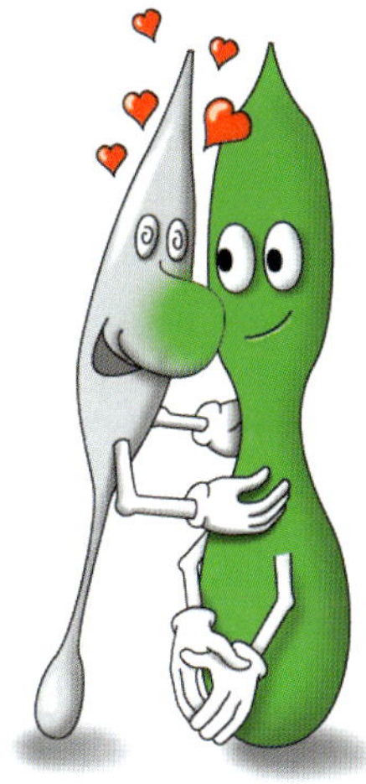

Die Mädchen sind oben, sagt Julias Mutter, ich geh lieber nicht rauf, sonst fall ich wahrscheinlich in Ohnmacht.
Tatsächlich, in Julias Zimmer sieht es aus, als hätte eine Bombe eingeschlagen. Alle Schränke offen und sämtliche Kleider, Pullis, Hosen, Schuhe, Tücher und Ketten wild im ganzen Raum verstreut. Eine Jeans hängt sogar auf der Lampe. Marie und Sarah hocken vergnügt in dem Chaos und schauen zu, wie Julia sich gerade in einen Rock wickelt, der aussieht, als gehöre er ihrer Mutter.
– Was macht ihr da eigentlich?
– Siehst du doch. Wir probieren Klamotten an fürs Popkonzert morgen Nachmittag.
– Ist es nicht egal, was man da anzieht, bei dem Gedränge? Und außerdem schauen doch alle sowieso nur zur Bühne.
– Entschuldige, aber davon verstehst du nichts, sagt Julia und hält einen grasgrünen Pulli vor sich hin, auf dem ein Tiger durch den Dschungel schleicht.
– Nicht schlecht, meint Marie, aber auf keinen Fall zusammen mit dem blauen Rock!
– Doch, gerade!, findet Julia. Nur blöd, dass mir der Rock zu weit ist.
– Hier! Sarah fischt einen breiten roten Gürtel aus einem der bunten Haufen. Den machst du drum, dann hält das Teil.
– Ich weiß nicht, seufzt Julia und setzt sich zu den andern auf den Boden. Ich glaub, ich brauch eine Pause.
– Sagt mal, wisst ihr eigentlich, wieso man alle diese Farben sieht?
– Wie meinst du das? Ist doch eigentlich klar: Ich seh etwas Rotes, weil es rot ist, oder?
– Völlig richtig. Ihr habt als Kinder gelernt, Farben zu sehen und ihnen bestimmte Namen zu geben. Das Sehen ist aber in Wirk-

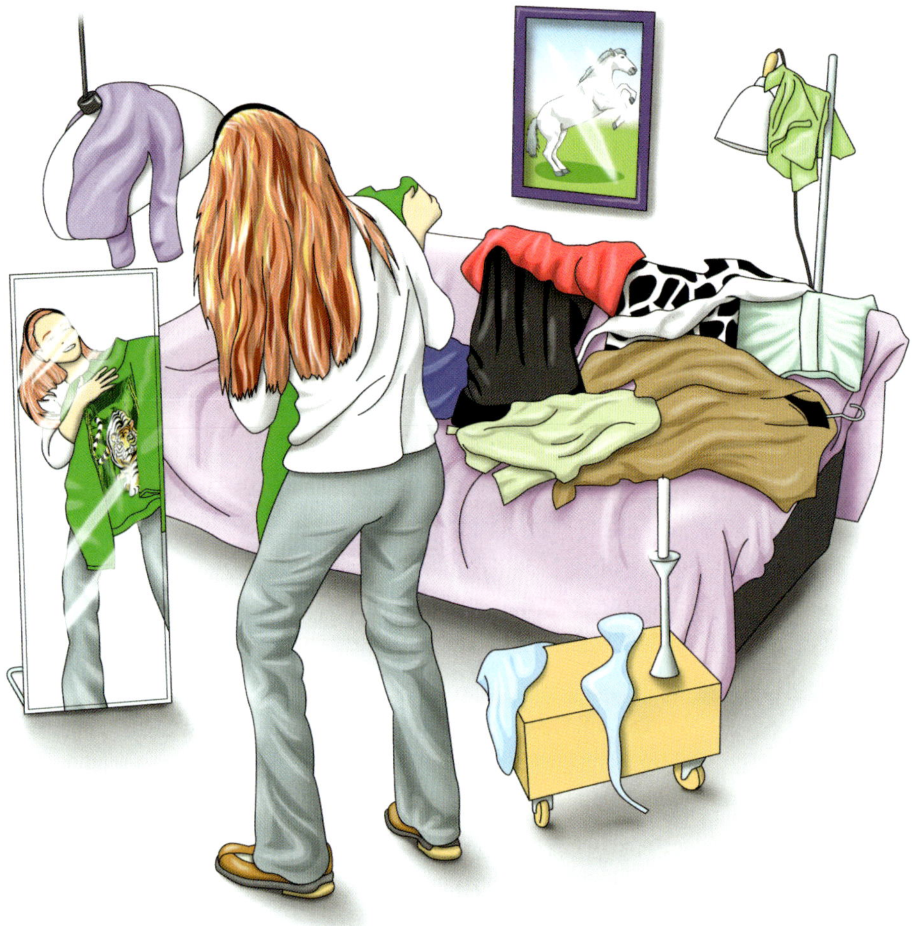

Du hast als kleines Kind gelernt, dass es verschiedene Farben gibt und dass die Farben Namen haben. Dieses Wissen hast du im Gedächtnis gespeichert. Wenn du jetzt diesen Pulli siehst, sagt dir dein Gedächtnis: grüner Pulli und ein gelb-schwarzer Tiger!

lichkeit eine ziemlich komplizierte Sache. Soll ich es euch erklären? Während der »Pause« von eurer Modenschau?
– Ja gern.
– Macht mal die Augen zu. Jetzt stellt euch den grünen Tiger-Pulli vor, den Julia gerade in der Hand hatte. Könnt ihr das?
– Klar.
– Wie kommt der Pullover in euren Kopf?
– Wieso in unseren Kopf?
– Ihr könnt die Augen wieder aufmachen. Wenn man sich eine Sache vorstellen oder denken kann, dann bedeutet das, dass man sie im Gedächtnis gespeichert hat. Am besten verfolgen wir erst mal den Weg, auf dem der Pulli in euer Gedächtnis gekommen ist.
Also: Von dem Pulli gehen Lichtstrahlen aus …

– Moment mal, der leuchtet doch nicht!, sagt Marie.
– Doch. Er erzeugt das Licht nicht selbst, aber er wirft die Lichtstrahlen, die vom Fenster her kommen, zurück in den Raum wie ein Spiegel.
– Du meinst wie der Mond, der auch nicht selbst leuchtet, sondern nur durch die Sonne, wenn sie ihn anstrahlt!
– Ganz genau, Julia. Habt ihr eigentlich in der Schule schon gelernt, dass das Licht aus elektromagnetischen Wellen besteht? Nein? Macht nichts, ihr versteht das auch so. Weil der Pulli grün ist, sendet er nur grüne Lichtstrahlen aus. Und diese Lichtstrahlen treffen jetzt auf eure Augen.
– Und bei dem roten T-Shirt sind sie rot?
– Ja. Jetzt schaut euch mal in die Augen. Was fällt euch am Auge auf?
Julia und Marie schauen sich angestrengt ins Gesicht.
– Bei Marie ist es außen rum weiß mit so kleinen Äderchen drin, dann braun und in der Mitte seh ich ein schwarzes Loch, sagt Julia.
– Richtig. Das Weiße ist die Haut, die den eigentlichen »Augapfel« umgibt. Das Braune nennt man »Regenbogenhaut« oder »Iris«. Sie enthält in ihren Zellen unterschiedliche Farbtupfer, die die Farbe der Augen bestimmen. Deshalb hat Marie also braune Augen und du grünliche, Julia.
– Ich hab blaue, seufzt Sarah, mein Bruder sagt immer: blaue Augen wie eine Gans. Dabei hat er selber welche.
– Vor dem Augapfel liegt noch eine Schicht, die man nicht sehen kann, weil sie durchsichtig ist. Das ist die Hornhaut, die das Auge schützt. So, jetzt verfolgen wir den Lichtstrahl, der durch das schwarze Loch, die Pupille, ins Innere des Auges fällt. Übrigens ist die Pupille mal weit offen, mal ganz eng, je nachdem, wie hell es gerade ist. Sie passt also auf, dass nicht zu viel Licht in das empfindliche Innere des Auges dringt.
– Katzen haben ganz andere Pupillen, oder?, fragt Sarah. Die sind so länglich.
– Richtig. Ich glaube, man nennt das Schlitz-Pupillen.
– Nachts reißen sie die Augen unheimlich weit auf, ich meine diese Pupillen.
– Ja. Das geht aber automatisch. So. Weiter. Die grünen Pulloverstrahlen dringen also in die Pupille und treffen dort als Erstes auf

die Linse. Das ist eine Art Lupe, die dafür sorgt, dass das, was man anschaut, scharf abgebildet wird. Dazu macht sie sich mal runder, mal flacher, je nach der Entfernung zwischen euch und dem, was ihr seht.

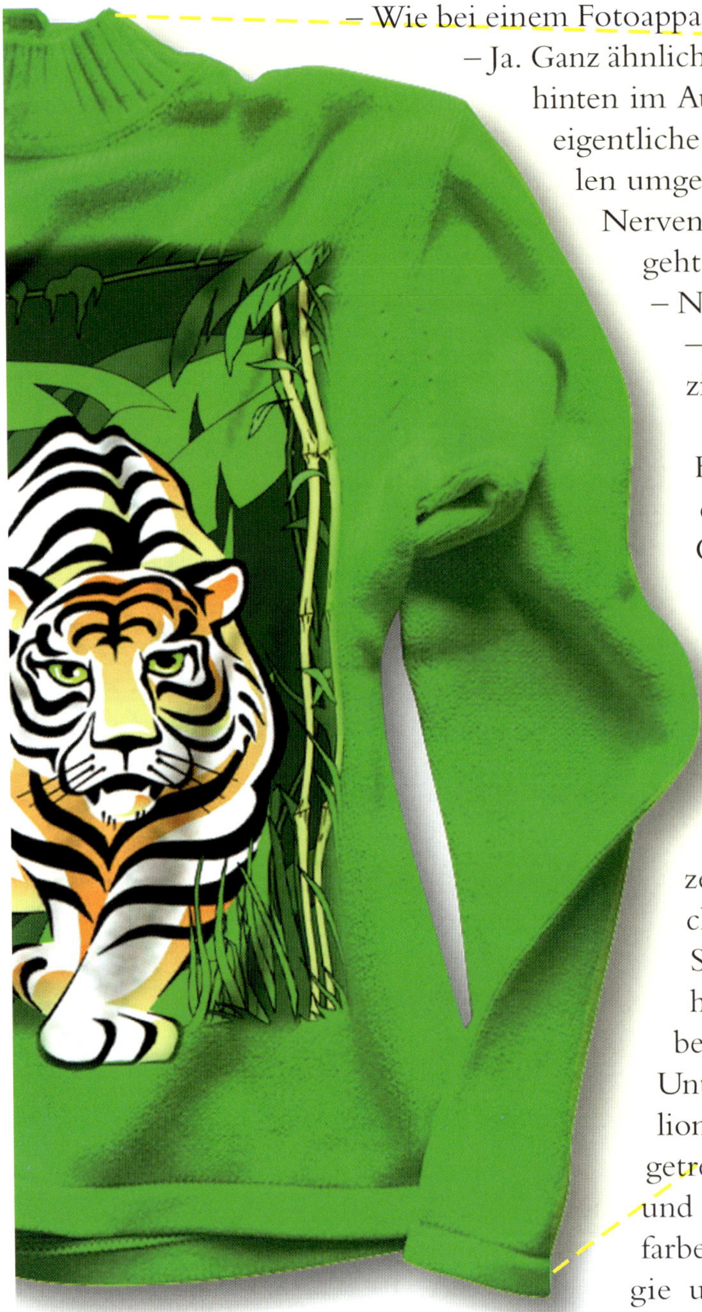

– Wie bei einem Fotoapparat?

– Ja. Ganz ähnlich. Der Lichtstrahl wandert weiter, bis er hinten im Auge auf die Netzhaut trifft. Das ist das eigentliche Sehorgan. Hier müssen die Lichtstrahlen umgewandelt werden, und zwar so, dass die Nervenzellen sie weiterleiten können. Wie geht das wohl?

– Null Ahnung, meint Julia.

– Wir haben in unserer Netzhaut winzige Fotozellen, die das Licht in elektrische Signale verwandeln wie in einer Fernsehkamera. Und diese Signale werden dann über den Sehnerv direkt ins Gehirn übermittelt.

– Und wie ist das mit den Farben?

– Dazu komm ich gerade. Wenn man sich die Fotozellen unter dem Mikroskop anschaut, dann erkennt man, dass die meisten von ihnen aussehen wie Stäbchen, andere aber wie kleine Tannenzapfen. Wir besitzen ungefähr 120 Millionen solcher Stäbchen-Zellen, die zuständig sind für das Schwarz-weiß-grau-Sehen und fürs Sehen in der Dämmerung, wenn die Farben nicht mehr zu erkennen sind. Für das Unterscheiden der Farben sind die 6 Millionen Zapfen-Zellen zuständig, und zwar getrennt nach den Grundfarben Rot, Grün und Blau. Jeder Zapfen hat seine Lieblingsfarbe, die er besonders gut in Elektroenergie umwandeln kann; zusammen erfassen die Zapfen alle nur möglichen Farbtöne und melden sie ans Gehirn.

– Und was ist mit Gelb?, will Sarah wissen.

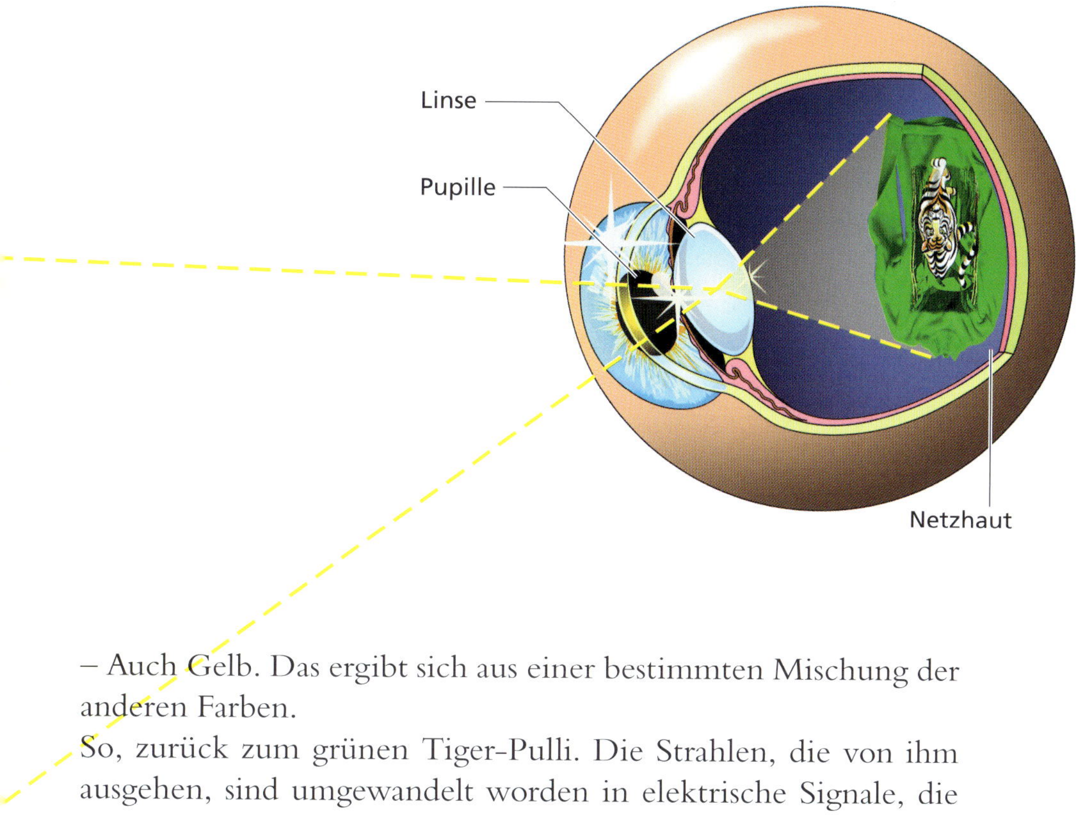

– Auch Gelb. Das ergibt sich aus einer bestimmten Mischung der anderen Farben.
So, zurück zum grünen Tiger-Pulli. Die Strahlen, die von ihm ausgehen, sind umgewandelt worden in elektrische Signale, die der Sehnerv zum Sehzentrum des Gehirns im Hinterkopf leitet. Verstanden?
– Verstanden, sagen alle drei.
– Zunächst kommen sie nur als einzelne Informationen dort an: grün-grün-hell-schwarz-dunkel-hell-gelb-grün-grün-gelb-grün und so weiter, allerdings in jeder Sekunde viele tausend Mal. Das Sehzentrum hat von den ersten Lebensjahren an geübt, solche Informationen blitzschnell wieder wie ein Puzzle zu einem Bild zusammenzusetzen und – sozusagen als E-Mail – im selben Moment bis ins Bewusstsein und ins Gedächtnis weiterzuschicken. Und erst, wenn die Signale da angekommen sind, erkennen wir: Aha, grüner Pulli mit Tiger drauf!
– Das kann doch nicht sein, sagt Julia, ich seh den Pulli doch im selben Augenblick, in dem er da ist!
– Das schon, aber nur weil die Datenverarbeitung in deinem Kopf so unglaublich schnell ist.
Die Mädchen scheinen beeindruckt zu sein.
– Woher weiß das Gehirn eigentlich, dass das ein Pulli ist?, fragt Sarah nach einer Weile.
– Wenn du noch nie einen Pullover gesehen hast, dann weiß dein

Von einem Gegenstand, den du anschaust, gehen Lichtstrahlen in dein Auge. Im Innern des Auges, in der Netzhaut, entsteht ein Bild davon, das aber zunächst auf dem Kopf steht. Unser Gehirn hat gelernt, das Bild wieder richtig rum zu drehen.

Gehirn nicht, dass dieses Ding hier einer ist. Aber wenn die Form einmal gespeichert ist, dann vergleicht das Sehzentrum die hereinkommenden Signale mit den gespeicherten Daten und erkennt mühelos: ein Pullover!

– Sehen denn alle Menschen die Farben gleich?

– Keine Ahnung. Ich kann mir aber vorstellen, dass es da durchaus Unterschiede gibt. Wahrscheinlich hängt es von den speziellen Farben ab, die jeder für sich als Kind im Gehirn ge-

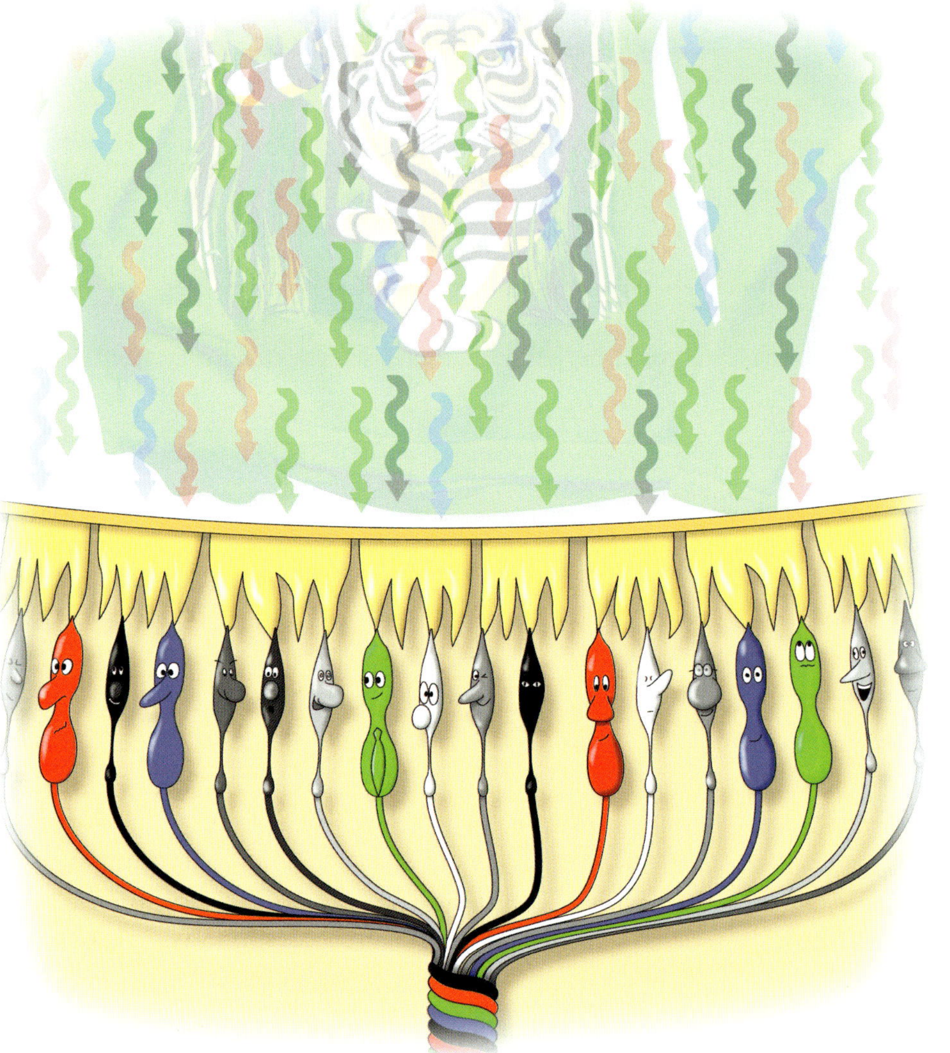

Die Sinneszellen der Netzhaut verwandeln die Lichtstrahlen in elektrische Signale und senden sie weiter zum Gehirn. Dabei übertragen die Stäbchenzellen Weiß, Grau und Schwarz, die dicken Zapfenzellen die anderen Farben, wobei jede Zelle ihre Lieblingsfarbe hat.

speichert hat und mit denen er dann später alle Farbtöne vergleicht.
– Hey, ich hab einen Malkasten im Kopf!, grinst Julia.
– Bei uns ist einer in der Klasse, der die Farben nicht richtig sieht, sagt Sarah. Wenn man dem sagt, nimm die rote Kreide, nimmt er meistens die grüne. Ziemlich komisch!
– Das ist eine angeborene Störung in den Zapfenzellen. Pech für ihn, denn dadurch kann er später kein Schiffskapitän werden oder Pilot oder Lokomotivführer.
– Wieso?
– Ja, Mensch, meint Julia, wenn er rote Haltesignale überfährt, weil er denkt, die sind grün, dann kracht es.
– Da fällt mir was ein, sagt Marie. Bei uns war in der Schule mal eine Ärztin, die hatte eine Tafel mit vielen roten Kreisen dabei. Wir sollten versuchen, die grüne Zahl zu lesen, die in den Kreisen versteckt war.
– Und?
– Das war total einfach.
– Also ist mit deinem Farbsinn alles in Ordnung. Wisst ihr was? Ich trinke jetzt mit Julias Mama eine Tasse Kaffee. Danach schau ich noch mal bei euch vorbei. Okay?
– Eine Frage noch: Wenn man im Sommer von draußen ins Haus kommt, dann sieht man doch erst mal gar nichts. Woher kommt das?
– Das kommt daher, dass die Zapfen und Stäbchen sich der Helligkeit anpassen, sonst würde ihnen das grelle Licht schaden. Wenn du dann plötzlich ins Dunkle kommst, dauert es eine Weile, bis sie sich wieder auf die neue Umgebung eingestellt haben.

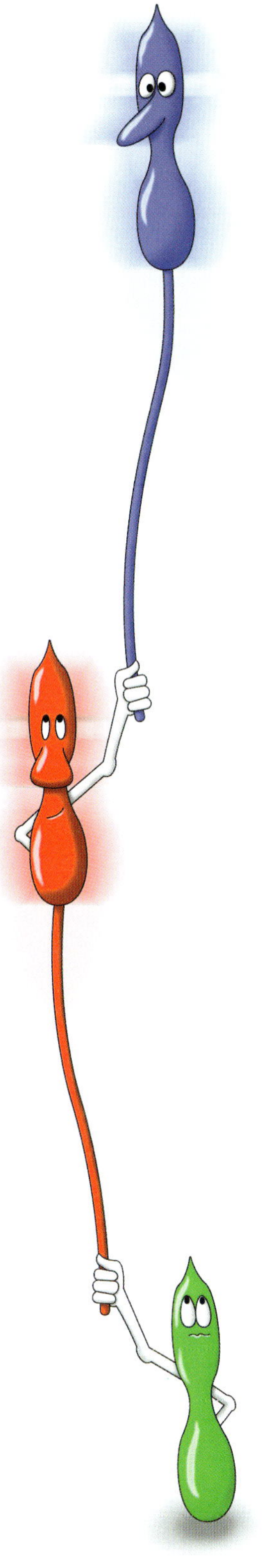

Eine halbe Stunde später steht Julia noch immer vor dem Spiegel. Jetzt hat sie ein schwarzes Top und schwarze Hosen an und trägt dazu noch schwarze Ohrringe.
– Willst du das morgen anziehen?
– Ja. Schwarz macht geheimnisvoll!
Sag mal, sagt sie dann mit tiefer Schmeichelstimme und einem total geheimnisvollen Blick aus ihren grünen Augen, hast du noch ein bisschen Zeit?
– Ja, warum?

– Rate mal.
– ??
– Du darfst uns jetzt beim Aufräumen helfen!

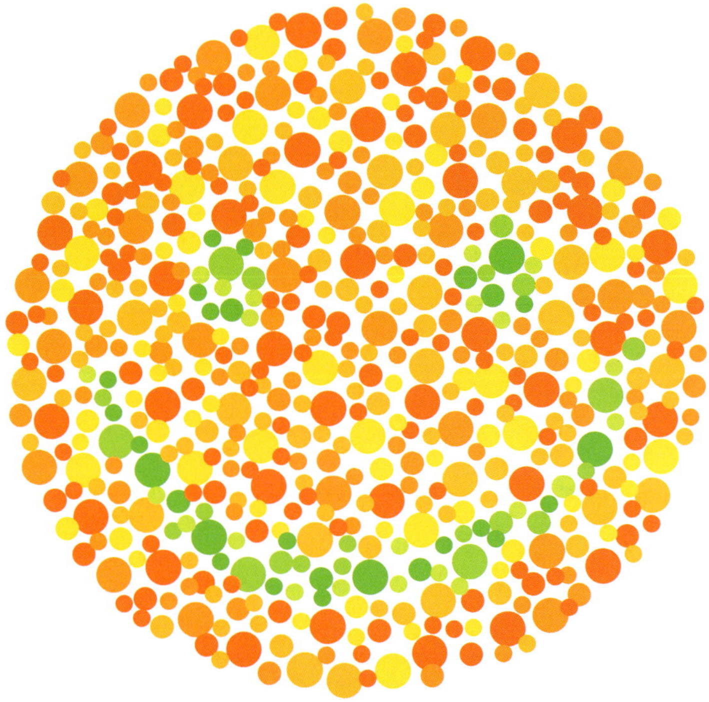

Erkennt ihr, was sich in den roten und gelben Punkten verbirgt? Ein Smiley? Richtig. Ihr habt also die grünen Punkte gesehen und bewiesen, dass eure Augen Rot und Grün unterscheiden können.

Haltet ihr eure Nase und eure Augen auch ganz nah über das Papier oder das Buch, wenn ihr Hausaufgaben macht? Das ist sehr schädlich, weil ihr dabei eure Augen zwingt, sich dauernd auf »Nahsicht« einzustellen. Und da die Augen sich bei euch noch verändern, denken sie: wenn schon wachsen, dann so, dass wir diese nahen Gegenstände gut sehen. Das bedeutet, dass ihr »kurzsichtig« werdet und die Dinge in der Ferne nicht mehr scharf erkennen könnt, jedenfalls nicht ohne Brille. Also: Abstand halten! Mindestens 30 Zentimeter von der Tischfläche! Und 50 Zentimeter vom Computerbildschirm!

Wie kommt Musik in meinen Kopf?

Von tanzenden Zellen und was geschieht, wenn ich die Ohren spitze

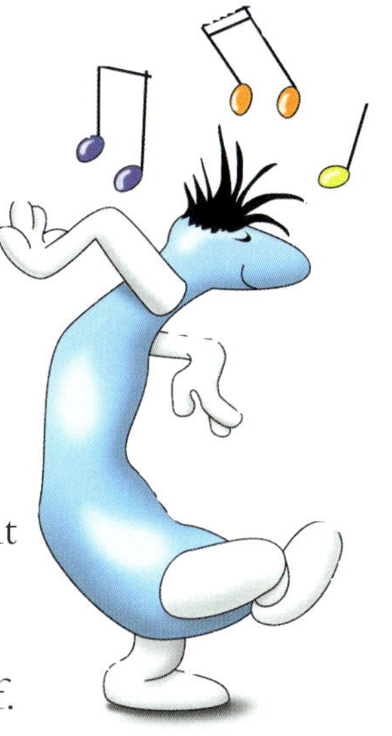

Wie war's im Konzert?
– Schön, sagt Marie.
– Superspitzengeil! Vor allem der Joey! Einfach süüüß!, schwärmt Julia.
– Wer ist Joey?
– Weißt du doch. Einer von der Band. Der mit dem langen Zopf.
– Und mit dem Affengesicht, sagt Benni.
– Ach Benni, halt den Mund, du bist bloß neidisch, weil du nicht so toll aussiehst.
– War es sehr laut?
– Nicht sehr. Und wir haben nicht bei den Lautsprechern gestanden. Das hast du uns ja schon mal gesagt, dass das schlecht ist für die Ohren. Warum eigentlich?
– Warum wohl! Weil das Ohr sehr empfindlich ist und sich gegen zu großen Lärm nicht schützen kann. Und dann gehen die Sinneszellen kaputt.
– Versteh ich nicht. Du, Marie?
– Ihr wisst also nicht, wie euer Gehör funktioniert, stimmt's?
Benni seufzt. – Das ist echt kompliziert. Ich hab das in Bio auch nicht kapiert. Kannst du's nicht noch mal erklären?

Wir haben uns in den Garten gesetzt. Julia hat ihre Gitarre dabei, schlägt ein paar Akkorde an und summt dazu.
– Also: Das menschliche Ohr ist ein ganz erstaunliches, wunderbares Organ. Wie die Augen stellt es eine Verbindung her zwischen uns und der Welt um uns herum. Mit Freunden sprechen können, Musik hören, Wind und Donner, das Bellen von Hunden und das Zwitschern der Vögel erkennen – das alles verdanken wir den Ohren.
– Und wenn die Minka miaut oder schnurrt, sagt Julia.

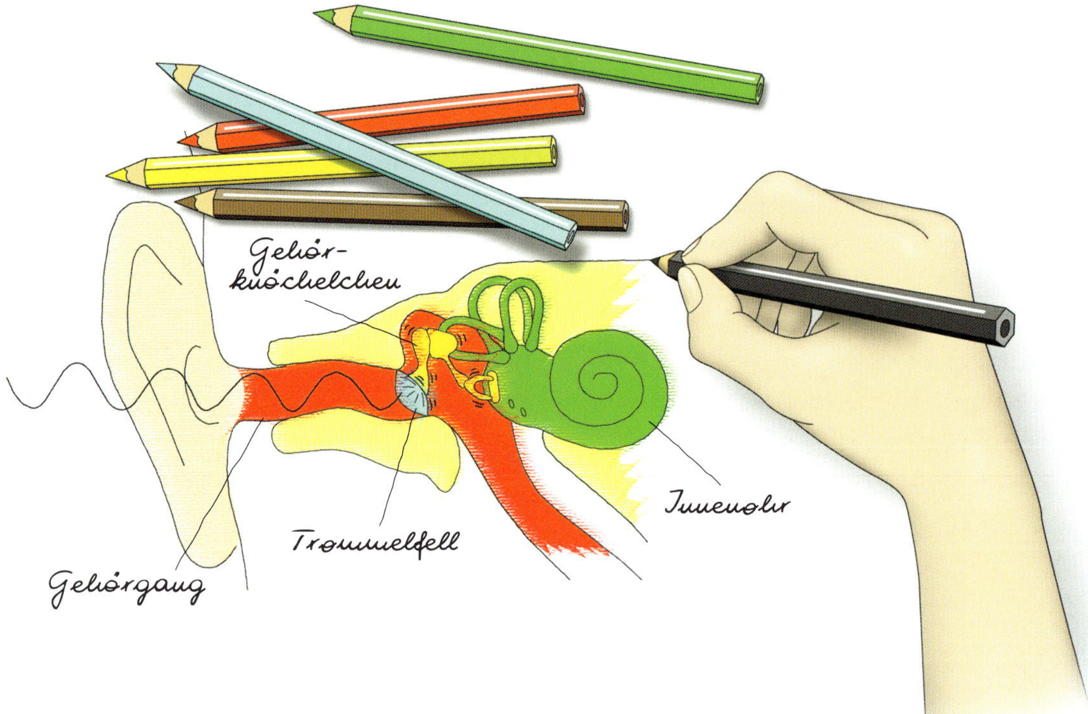

Hören ist eine komplizierte Sache: Deine Ohrmuschel fängt die Schallwellen auf und leitet sie zum Trommelfell. Im Mittelohr geraten dadurch die Gehörknöchelchen in Schwingungen und übertragen so die Töne zum eigentlichen Hörorgan, dem Innenohr.

– Ja. Oder wenn ein Frosch quakt, meint Marie.
– Oder wenn die Mama schimpft. Benni grinst.
– Genau. Wie das Gehör funktioniert, verstehen wir am besten, wenn wir mal einen Ton verfolgen, der in unser Ohr dringt. Julia, spiel mal einen.
– Nur einen?
– Ja.
Doinnnnng, macht die Gitarre.
– Der Ton ist jetzt von der schwingenden Saite der Gitarre in die Luft geflogen, oder?
– Da war doch was mit Schallwellen, sagt Marie.
– Richtig. Der Ton hat eine Schallwelle in der Luft erzeugt und die hat sich blitzschnell ausgebreitet. Ganz ähnlich wie die Welle, die im Wasser entsteht, wenn du einen Stein hineinwirfst, nur wandert sie eben in alle Richtungen, auch nach oben und unten.
– Was ist eigentlich Luft?, fragt Benni.
– Luft ist eben Luft, meint Marie, was denn sonst?
– Ja schon, aber Luft ist nicht nichts! Luft besteht aus winzigsten, unsichtbaren Gasbläschen. Genau die fangen an zu schwingen, wenn ein Ton sie anstößt. Aber jetzt will ich euch erst mal das Ohr aufzeichnen.
Also, hier ist die Ohrmuschel, der äußere Gehörgang und an sei-

nem Ende das Trommelfell. Das ist übrigens die Stelle, die so gemein wehtut, wenn man Ohrenschmerzen hat. Auf der anderen Seite des Trommelfells, im Mittelohr, seht ihr drei Knöchelchen, die aussehen wie ein Hammer, ein Amboss und ein Steigbügel. So hat man sie auch genannt. Es sind die kleinsten Knochen im Körper. Also, ich weiß nicht, ob man das so gut erkennen kann, aber hier am Steigbügel beginnt jedenfalls das Innenohr, das eigentliche Hörorgan.

– Was zeichnest du denn da? Das sieht ja aus wie eine Schnecke.

– Das soll auch eine Schnecke sein. In Wirklichkeit ist es ein Schlauch, der mit Flüssigkeit gefüllt und zu einer Schnecke aufgerollt ist. Jetzt kommt das Wichtigste: In der Schnecke sitzen wie auf einer langen Bank die merkwürdigsten Wesen, die Hörzellen. Auf ihrem Kopf tragen sie große Haarschöpfe, ihre Füße enden in Nervenleitungen, die direkt ins Gehirn führen.

– Und was machen diese komischen Wesen?

– Das wirst du gleich sehen, Julia. Spiel mal ein paar Akkorde.

Schrummm, schrummmm, macht die Gitarre.

– Jetzt schwingen wir uns auf die Schallwelle wie auf ein Surfbrett im Meer. Die Welle trägt uns ins Ohr, zum Trommelfell. Das wackelt und stößt dabei die Gehörknöchelchen im Mittelohr an. Die wiederum übertragen die Welle auf die Flüssigkeit im Innenohr und nun schwingt die Flüssigkeitswelle an den Haarschöpfen der Hörzellen vorbei. Und jetzt passt auf: Die Hörzellen fangen an zu tanzen.

– Ach Quatsch, sagt Marie.

– Von wegen Quatsch. Alles wahr! Die Zellen strecken sich und ziehen sich wieder zusammen, werden dicker und wieder dünner, genau nach dem Rhythmus der Töne. Alle diese Bewegungen werden durch die Nervenleitungen ins Gehirn, zum Hörzentrum weitergeleitet. Aber jetzt nicht mehr als Schallwelle, sondern als elektrischer Strom.

– Dann haben die Zellen also eine Flüssigkeitswelle in eine elektrische verwandelt, meint Benni. Ich glaub, jetzt hab ich's kapiert.

– Warum tanzen die Hörzellen?, will Marie wissen.

– Weil sie dadurch die Töne verstärken können. So hören wir Flüstern, Schreien, Musik, einfach alles. Aber: Man muss vorsichtig sein. Zu viel Lärm schadet den kleinen Tänzern, und wenn es ganz laut ist, sterben sie.

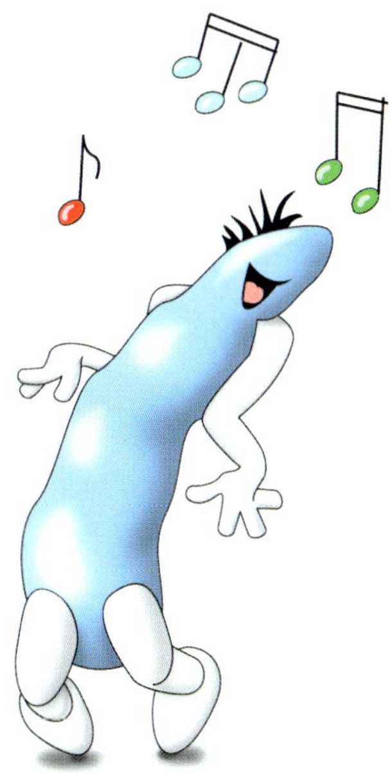

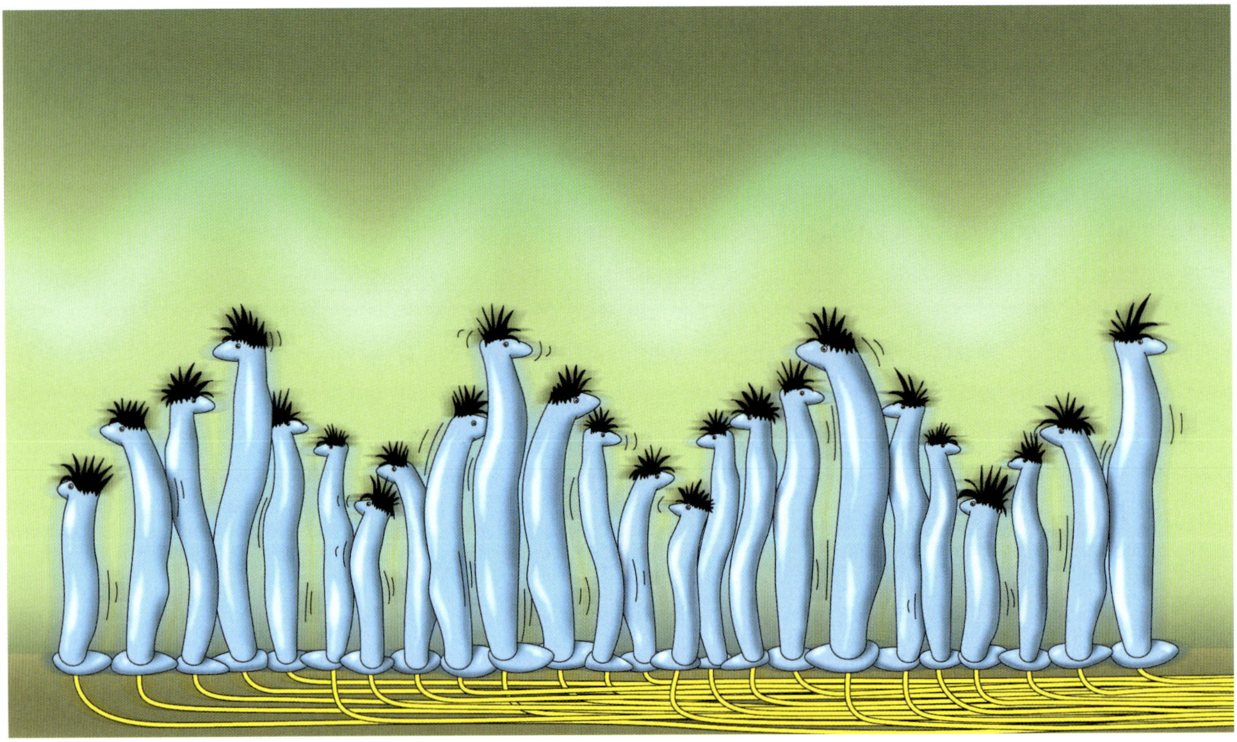

Hey, die Hörzellen tanzen ja! Im Innenohr streichen die Schallwellen über die Haarbüschel dieser Zellen. Sie wiegen sich im Rhythmus der Wellen und erzeugen auf diese Weise elektrische Signale, die ins Gehirn übertragen werden.

– Ist man dann taub?, will Julia wissen.
– Zumindest schwerhörig. Eines finde ich noch sehr interessant. Die Stelle im Gehirn, mit der wir Musik erkennen, liegt genau da, wo auch das Sprachzentrum ist. Musik und Sprache haben eben sehr viel miteinander zu tun. Darum sind alle Menschen irgendwie musikalisch. Und deshalb können Kinder, die sich mit Musik beschäftigen, oft auch besser sprechen oder sogar denken.
– Sag mal, fragt Julia, wieso ist ein Ton ganz hoch und ein anderer ganz tief?
– Das hängt von dem Gegenstand oder dem Menschen ab, der den Ton erzeugt hat. Die Schwingung der hohen Töne ist viel kürzer, die der tiefen Töne ganz lang. Die Geschwindigkeit, mit der sich die Tonwelle ausbreitet, ist aber immer die gleiche.
– Meinst du die Schallgeschwindigkeit?, fragt Benni. Die ist doch 333 Meter in der Sekunde, stimmt's?
– Richtig, Benni. Die meisten Töne, die wir hören, bestehen aus einer Mischung von vielen verschiedenen Schwingungen oder »Frequenzen«. Dadurch kommt der Klang zu Stande. Ein Saxophon hat einen anderen Klang als ein Klavier.
– Genau, sagt Marie, und ein Hund einen anderen als ein Flugzeug!

– Und Mamas Stimme ist anders als die vom Papa, lacht Julia.

Später sitzen die drei beisammen und reden über Musik und darüber, wie man die Hörzellen zum Tanzen bringen kann.
– Darf ich vorstellen, sagt Julia und breitet die Arme aus: Du siehst hier einige Mitglieder der berühmten Band »Dancing in the dark«!
– »Im Dunkeln tanzen« – aha. Und was bedeutet das?
– Oder so ähnlich, den genauen Namen wissen wir noch nicht.
– Und was soll das sein?
– Wir überlegen, ob wir in der Schule eine Popgruppe gründen sollen.
– Gute Idee! Und du spielst Gitarre?
– Ja, und ich singe. Und Benni spielt Flöte. Und der Manuel aus der 6b wird unser Schlagzeuger. Hoffe ich jedenfalls.
– Später lern ich mal Keyboard, sagt Benni. Oder Saxophon.
– Und du, Marie? Spielst du nicht Cello im Schulorchester?
– Ja, aber in der Band spiel ich Bass. Mit dem Cello.
– Oh, oh. Armes Cello.
– Wieso? Mein Cello liebt das. Es langweilt sich, wenn es immer nur Haydn und Mozart spielen muss.

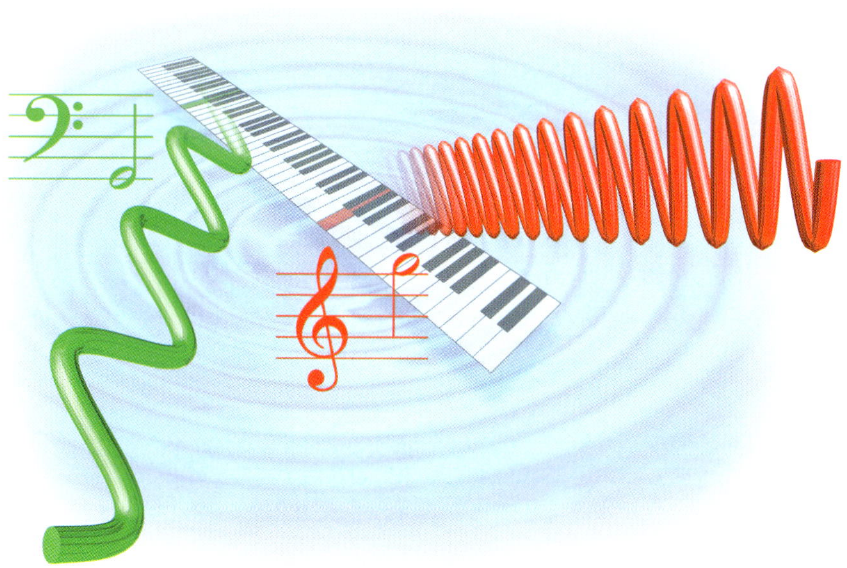

Es gibt Tiere, die tausendmal besser hören als wir. Trotzdem können wir unendlich viele Klänge unterscheiden, vom tiefen Ton der Trommel bis zu den höchsten Tönen der Geigen.

Das Gehör ist ein sehr empfindliches Organ! Jeder vierte Jugendliche ist bereits mit zwanzig schwerhörig. Schuld daran sind vor allem die zu laut eingestellten Kopfhörer und der Lärm in Discos und bei Rock-Konzerten. Stellt euch bei lauten Partys nie vor die Lautsprecher und stopft euch lieber Watte in die Ohren, wenn die Gefahr besteht, dass eure Hörzellen kaputtgedröhnt werden. Geschädigte Hörzellen kann man nämlich nie wieder reparieren!

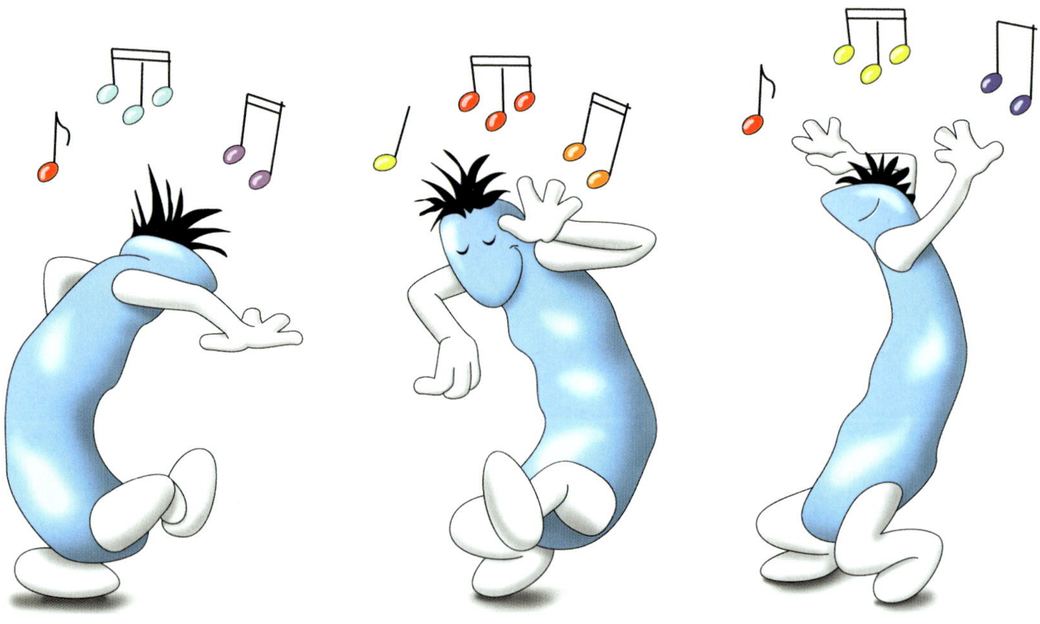

Ich kann zaubern – meine Wunde ist geheilt!

Wie der Körper sich selbst repariert

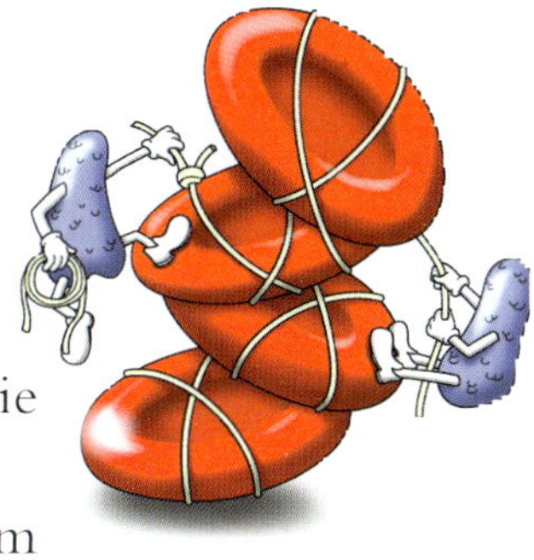

Das Telefon läutet. Julia ist dran. Ihre Stimme klingt, als ob sie weinen würde.
– Kannst du schnell kommen? Zum Reitstall! Sabrina ist vom Pferd gefallen!
– O Gott. Lasst sie liegen! Versucht nicht, sie hochzuheben. Falls sie eine Verletzung der Wirbelsäule hat, wäre das gefährlich.
– Nein, sie ist gleich wieder aufgestanden. Aber sie blutet so stark!
– An welcher Stelle?
– Am Arm.
– Spritzt das Blut heraus, so bei jedem Herzschlag?
– Warte einen Moment. Dann, nach ein paar Sekunden: – Nein, es spritzt nicht, es läuft aber raus.
– Nimm einen sauberen Lappen oder irgendein T-Shirt und press es auf die Wunde. Ich bin in fünf Minuten da!

Sabrina sitzt am Rand der Reitbahn, bleich vor Schreck. Julia hat ein Handtuch fest um ihren rechten Arm gewickelt. Im Weiß des Stoffes sieht man große rote Flecken. Die anderen Mädchen und der kleine Jens stehen um sie rum, fast so blass wie Sabrina. Marie hält ihre Hand.
– Wie ist es passiert?
– Der blöde Quax ist direkt hinter Sabrinas Pferd, der Jacky, gelaufen. Du kennst ja den Quax. Der mag es einfach nicht, wenn er nicht an erster Stelle gehen darf. Plötzlich hat er die Jacky gebissen. Die ist natürlich hochgegangen und Sabrina ist runtergefallen. Mit dem Arm auf den Metallpfosten hier. Brauchst du unseren Verbandskasten?
– Ich hab meinen dabei. Sabrina, leg dich hin und mach die Augen zu.
Die Wunde am Oberarm ist fast vier Zentimeter lang und ziemlich tief. Sie blutet immer noch, aber nicht mehr so stark.

– Tut mir Leid, Sabrina, ich fahr dich jetzt ins Krankenhaus. Die Wunde muss richtig sauber gemacht und dann genäht werden.
– Nein, bitte nicht! Das tut bestimmt tierisch weh!, schluchzt sie.
– Überhaupt nicht. Du wirst sehen, die betäuben die Stelle und du merkst gar nichts.
Marni, kümmert ihr euch bitte um die Pferde. Ich ruf deine Mutter an, Sabrina. Wo ist eigentlich eure Reitlehrerin?
– Mit der anderen Gruppe im Gelände.
– Dürfen Marie und ich mitkommen?, fragt Julia.

Wir sitzen im Krankenhaus auf dem Flur vor der Ambulanz und warten darauf, dass wir drankommen.
– Tut's noch sehr weh?, fragt Marie.
– Eigentlich nicht. Ich glaube, es hat auch aufgehört zu bluten.
– Siehst du, das hat deine Reparaturabteilung doch schon ganz gut hingekriegt.

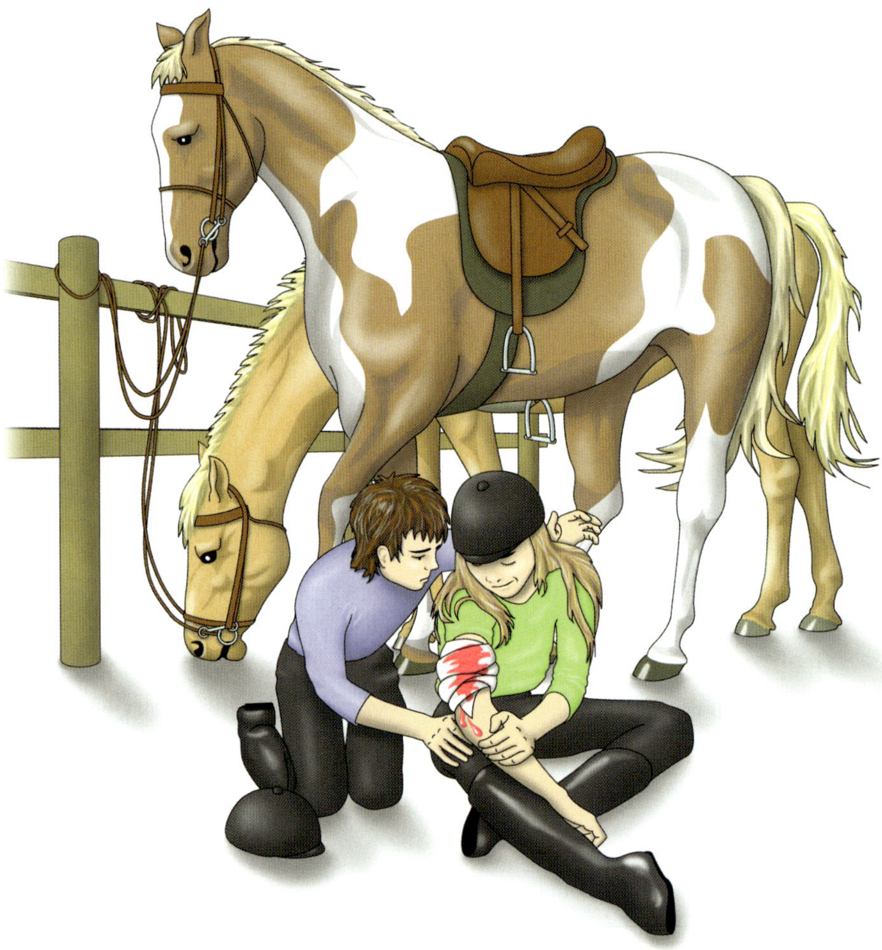

Eine Wunde muss so rasch wie möglich gereinigt und verbunden werden. Wenn es sehr stark blutet, sollte man ein sauberes Tuch draufpressen, gegebenenfalls auch den Arm oder das Bein oberhalb der Stelle abbinden.

– Wieso? Was für eine Reparaturabteilung?
– Du musst dir vorstellen, dass in dem Moment, als du dich verletzt hast, in deinem ganzen Körper Alarm geschlagen wurde. Hilfe! Haut kaputt! Undichte Stelle im System! Großes Loch in den Blutgefäßen!, das haben die betroffenen Zellen gemeldet. Die Nachrichten sind sofort über die Blutbahn verbreitet worden und die ersten Hilfstruppen waren innerhalb von Sekunden zur Stelle: eine riesige Zahl von Blutplättchen. Sie haben sich an die Ränder der verletzten Stelle geklammert und auch aneinander, um nicht weggerissen zu werden. Gleichzeitig hat sich das Gewebe an der Wunde zusammengezogen, damit die Ader nicht so stark blutet.
– Und dann?
– Dann sind immer mehr von diesen winzigen, schuppenartigen Blutplättchen dazugekommen, Millionen und Abermillionen. So ist ein erstes Gerinnsel, ein Pfropf, an der Stelle entstanden, wo das Blutgefäß verletzt war. Danach haben die Blutplättchen damit angefangen, Unmengen von roten Blutkörperchen in das Leck zu stopfen und sie mit klebrigen Fäden – dem Fibrin – zu verschnüren und zu befestigen. So ähnlich, wie man einen Deich oder ein Flussufer mit Sandsäcken befestigt. Jetzt, eine halbe Stunde nach der Verletzung, ist das beschädigte Blutgefäß schon fast wieder dicht.
– Warum muss man die Wunde dann nähen, fragt Sabrina, die heilt doch auch von selbst?
– Sicher heilt sie irgendwann von selbst. Aber nicht so schnell. Erst mal würde sie eitern, weil eine Menge Schmutz und Bakterien reingekommen sind. Und danach hättest du eine breite, hässliche Narbe. Das wollen wir ja gerade verhindern.
Ein junger Arzt holt uns ins Behandlungszimmer.
– Wollt ihr zuschauen?, fragt er Julia und Marie.
Natürlich wollen sie das. Obwohl Julia ein Gesicht macht, als ginge es ihr an den Kragen und nicht Sabrina.
– Falls euch schlecht wird oder ihr denkt, ihr fallt um, müsst ihr es nur rechtzeitig sagen, meint er im Spaß, wir haben genug Betten hier! Zu Sabrina sagt er ganz freundlich: Du kannst nicht umfallen, dich legen wir schon vorher hin.

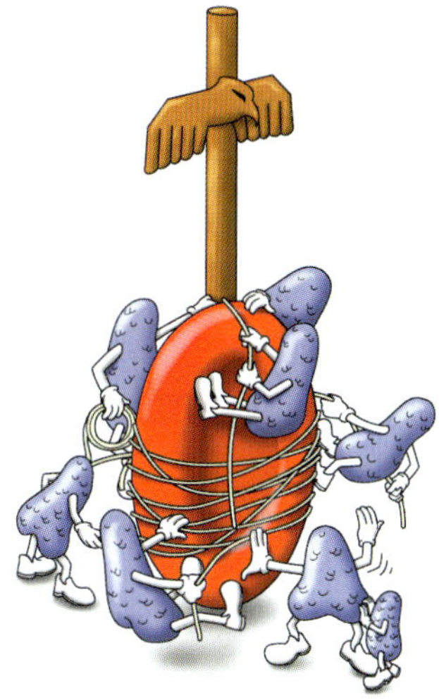

Die Krankenschwester hat ein grünes Tuch mit einem Loch in der Mitte auf Sabrinas Arm gelegt. Genau unter dem Loch schaut

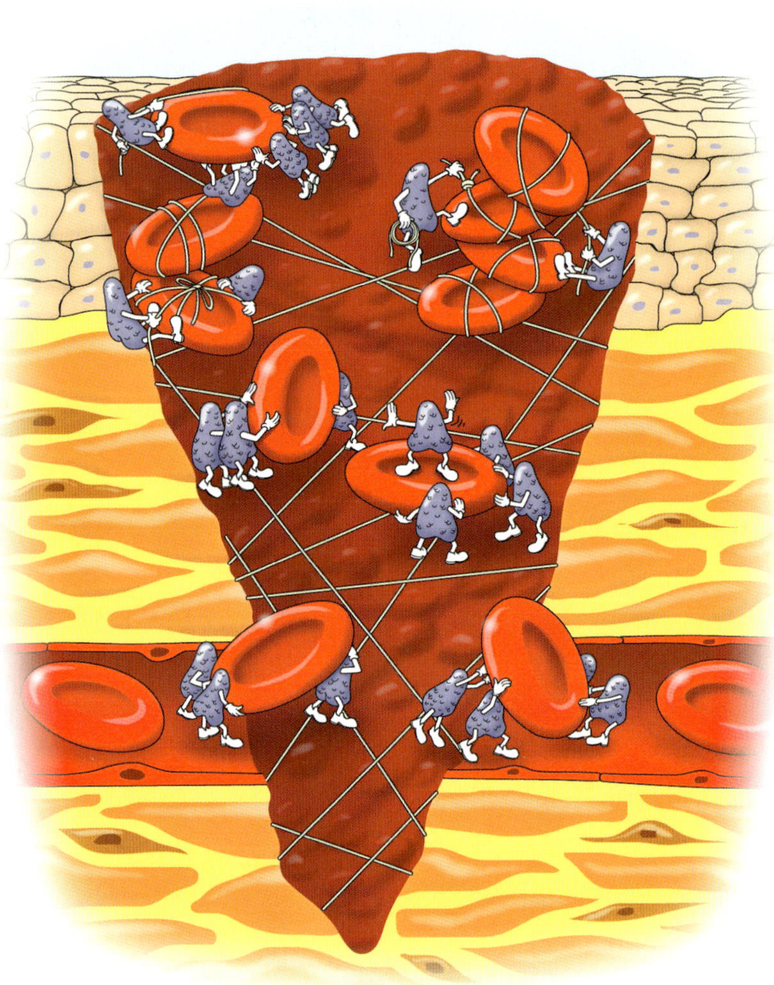

Warum hört eine Wunde auf zu bluten? Millionen von winzigen Blutplättchen helfen zusammen, stopfen rote Blutkörperchen in die verletzte Stelle und verschnüren sie mit Fibrinfäden.

jetzt die Wunde heraus. Der Arzt hält eine Spritze in der einen Hand, in der anderen einen Tupfer. Er redet mit Sabrina: Jetzt piekt es ein bisschen, jetzt noch mal und noch ein letztes Mal. So, das war die Betäubung. In drei Minuten wirkt sie und dann spürst du absolut nichts mehr.

Marie und Julia drücken beide Sabrinas linke Hand, mit der anderen halten sie sich gegenseitig fest. Die Schwester lacht und fragt:

– Na, wer von euch will mal Ärztin werden?

– Tierärztin, sagt Julia. Wenn ich nicht Schauspielerin werde oder Malerin.

Tatsächlich, die Spritzen wirken. Während der Arzt die Wunde mit einem Desinfektionsmittel gründlich sauber wischt, verzieht Sabrina keine Miene. Dann reicht ihm die Schwester eine Art Pinzette, in der eine gekrümmte Nadel mit schwarzem Faden steckt. Der Arzt sticht ein, neben den Rand der Wunde, durch die

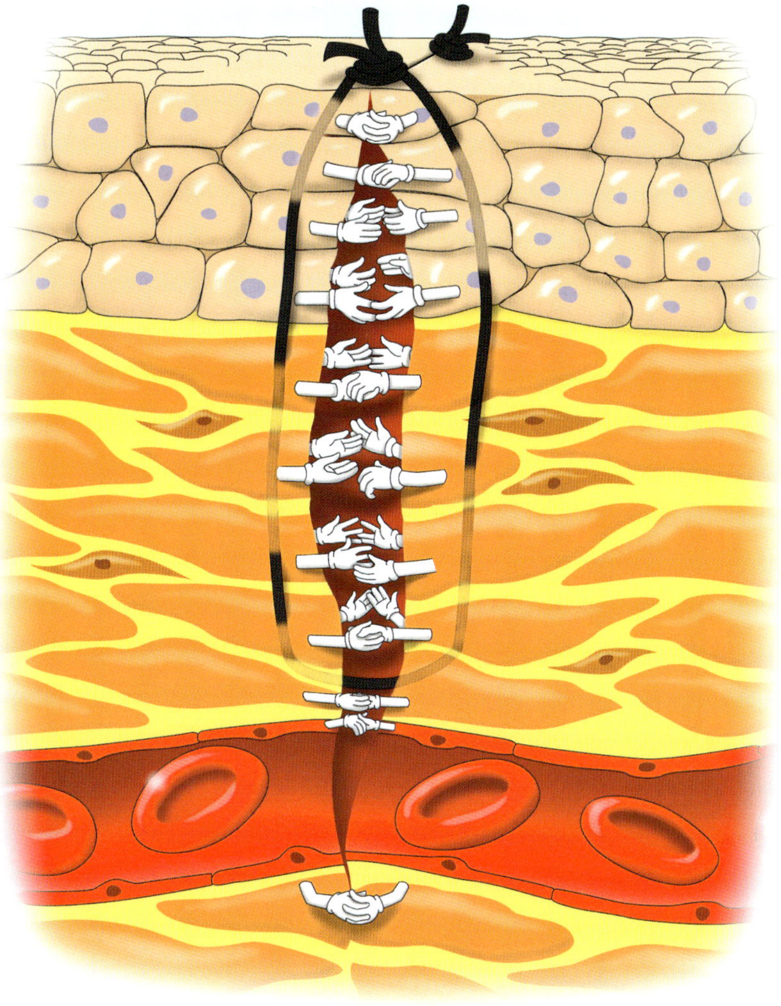

Wunde durch und auf der anderen Seite wieder heraus. Dann verknotet er den Faden, die Schwester schneidet die Enden ab. Das macht er drei Mal, dann ist die Wunde geschlossen.

Marie schaut fasziniert zu. Julia kriegt nichts mit, weil sie die Augen fest zugekniffen hat. Sie sieht so komisch aus, dass sogar Sabrina lachen muss.

– Wartet bitte noch, bis deine Mutter mit dem Impfpass da ist, sagt der Arzt, während er einen wunderschönen Verband um Sabrinas Arm legt, damit ich weiß, ob du noch eine Spritze gegen Tetanus brauchst.

Wir sitzen wieder draußen.

– Was passiert jetzt?, fragt Sabrina.

– Jetzt fängt dein Körper an zu zaubern. Da, wo das Loch im Arm war und wo jetzt noch ein kleiner Spalt klafft, wachsen auf einmal neue Zellen: Hautzellen, Nervenzellen, Blutgefäß-Zellen, eben

Wenn du dich verletzt hast, versucht dein Körper, alles wieder zu reparieren. Aber bei größeren Wunden schafft er das nicht. Deshalb muss man sie zunähen. Erst dann kann alles wieder schön zusammenwachsen.

alles, was durch den Unfall durchtrennt wurde. Eine Seite reicht der anderen die Hände ...

– Zauberhände?, fragt Marie.

– ... und nach einigen Tagen ist das Gewebe wieder fest zusammengewachsen. Dann reden die Zellen miteinander und sagen: Okay, das war's, alles wieder in Ordnung. Danach kann man auch die Fäden wieder rausmachen.

– Die Zellen reden doch nicht miteinander! Julia lacht.

– Doch. Sie haben eine Zaubersprache, die Chemo-Sprache, das heißt, sie bilden chemische Stoffe, um etwas auszudrücken.

– Sehr geheimnisvoll, sagt Sabrina. Hey, da kommt ja meine Mami.

Julia denkt nach.

– Irgendwas wollte ich noch wissen ... Jetzt hab ich's. Als ich dich angerufen habe, hast du gefragt: Spritzt das Blut heraus oder nicht?

– Ja. Wenn es gespritzt hätte, und zwar bei jedem Herzschlag, dann wäre das ein Zeichen dafür gewesen, dass eine Arterie verletzt wurde, ein Blutgefäß, in dem das Blut vom Herz kommt und dadurch unter einem starken Druck steht. In diesem Fall hättet ihr den Arm oberhalb der Verletzungsstelle mit einem Gürtel oder einem Zügel oder etwas anderem abbinden müssen. Sonst hätte Sabrina zu viel Blut verloren. Zufrieden?

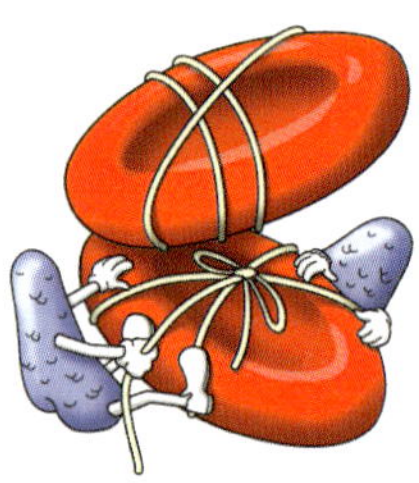

Julia nickt.

– Übrigens, sagt sie, ich überleg es mir noch mal: Vielleicht werde ich später doch Ärztin.

Fühl mal meine Muskeln!

Kraft und Geschicklichkeit – und wie man sie trainiert

Benni und sein Freund Jens kommen vom Fußballspielen. Verschwitzt, verdreckt, aber bester Laune.
– Wer hat gewonnen?
– Wir natürlich, wer denn sonst? 6:1. Wir hatten ein bisschen Glück – bei den andern war der Torwart krank.
– Das ist doch unfair.
– Wieso? Da stand ja einer im Tor. Aber der – na ja, der konnte einem fast Leid tun, sagt Benni.
Und Jens schwärmt:
Boiinnng! Rumms! Zack!, drin waren sie.
– Wollt ihr vielleicht duschen?
– Nee. Aber was trinken.
– Dann holt euch wenigstens Handtücher aus dem Bad und rubbelt euch trocken, sonst erkältet ihr euch.
Sie erzählen sich das Spiel noch mal in allen Einzelheiten, um den Triumph so richtig auszukosten.
– ... und dann hat der Tommy nach innen geflankt und ich bin vorgelaufen, hab den Ball gerade noch gekriegt und wollte ihn reinhauen, da hat der doofe Franz Abseits gepfiffen! Der Franz ist unser Schiedsrichter, erklärt mir Benni. Sag mal, fragt er unvermittelt, wie kriegt man so tolle Muskeln wie die großen Fußballer?
– Spinat essen!, schlägt der kleine Jens vor.
– Quatsch. Ich mein das ernsthaft.
– Gut. Du bekommst eine ernsthafte Antwort. Aber dazu müsste ich euch erst mal erklären, was Muskeln sind und wie sie funktionieren. Wollt ihr das hören?
– Klaro.
– Macht es euch bequem. Hier sind Saft und Gläser. Also: Wir haben ungefähr 600 Muskeln, die wir willentlich bewegen können, nämlich die Muskeln an den Armen, den Beinen, am Kopf, am Bauch, am Rücken. Viele andere arbeiten im Innern unseres

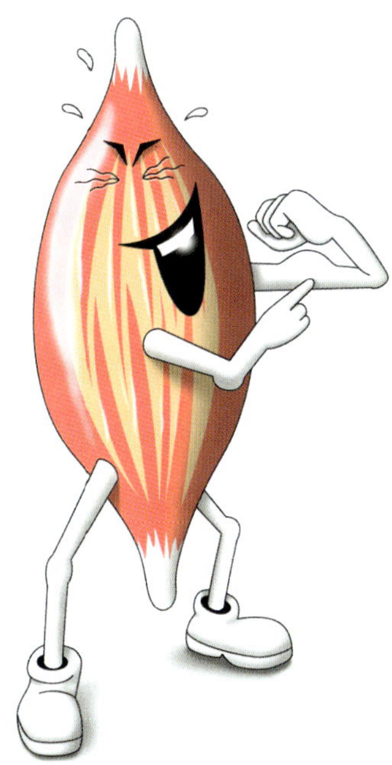

Körpers, ohne dass wir Einfluss auf sie haben, zum Beispiel der Herzmuskel oder die Muskeln, die in den Wänden der Blutgefäße liegen.

– 600 Muskeln? So viele?

– Ja. Beim Erwachsenen machen sie ungefähr 40 Prozent des Körpergewichts aus. Das bedeutet, dass sie viel schwerer sind als alle unsere Knochen zusammen. Was glaubt ihr, wozu brauchen wir eigentlich Muskeln?

– Zum Fussballspielen, sagt Jens. Oder zum Boxen.

– Ich meine, was machen sie in unserem Körper?

– Sie bewegen was.

– Richtig. Aber auch wenn ihr ganz ruhig dasteht, braucht ihr Muskeln, die euch halten. Sonst würdet ihr einfach zusammenfallen. Legt mal eure linke Hand an euren rechten Oberarm, dahin,

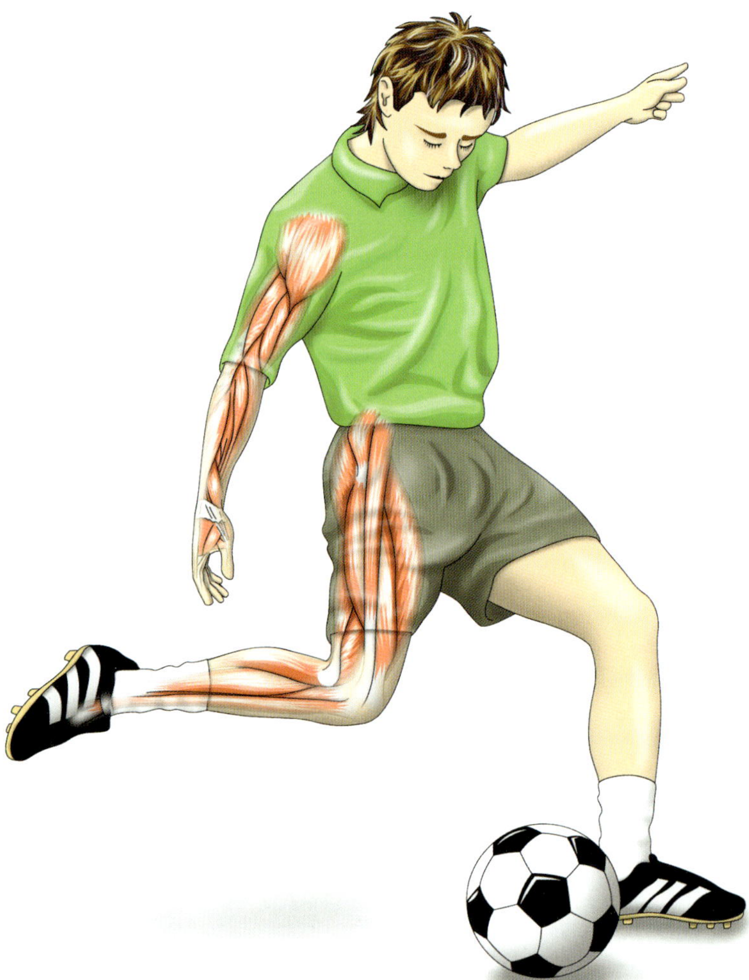

Stell dir vor, du kannst 600 Muskeln in deinem Körper bewegen! Je mehr du sie trainierst, desto stärker werden deine Kraft, deine Ausdauer und deine Geschicklichkeit.

wo ihr den starken Muskel, den Bizeps, spürt. So, und jetzt hebt langsam die rechte Hand hoch. Merkt ihr was?
– Der Arm wird hart und dicker, sagt Benni.
– Knochen sind immer da, wo sie aneinander stoßen, durch ein Gelenk verbunden wie hier durch das Ellenbogengelenk. Wenn ich das Gelenk bewegen, also den Arm heben will, dann muss irgendwas am Unterarm ziehen. Das macht der Muskel. Die Muskeln sind mit ihren Enden – die nennt man Sehnen – an den Knochen festgewachsen. Der dicke Bizeps zum Beispiel oben an der Schulter und unten an einem der beiden Unterarmknochen. Wenn ihr den Arm heben wollt, dann sagt ihr eigentlich eurem Bizeps: Los, zieh!
– Wie kann ich ihm das sagen?
– Über die Befehlszentrale im Gehirn. Das Gehirn übersetzt deine Gedanken, deine Absichten, in elektrische Signale. Die werden dann über die Nerven zu den Muskeln geschickt, und zwar blitzschnell.
Vorhin beim Fußballspiel hast du wahrscheinlich auf einmal gesehen, wie dein Freund Tommy den Ball zur Mitte geflankt hat. Da hast du nur gedacht: schnell laufen, Ball annehmen und ins Tor damit! Dein Gehirn hat die Befehle an deine hundert Bein- und Fußmuskeln geschickt. Dieses rasche Sehen-Denken-Ausführen nennt man *Ko-or-di-na-tion*, das Zusammenwirken von Gehirn und Muskeln. Das klappt allerdings nur, wenn man es übt. Kleine Kinder, die gerade Laufen lernen, können ihre vielen Muskeln noch nicht richtig steuern. Sie wackeln herum, linkes Beinchen, rechtes Beinchen …
– … und schon liegen sie auf der Schnauze, sagt Jens.
– Genau. Und jetzt kommen wir zur Kraft. Wollt ihr mal wissen, wie so ein Muskel wirklich aussieht? Mal in einen reinschauen?
– Wie, reinschauen? Ach so, ich weiß, ruft Benni, mit einem Raumschiff?
– Einfach so. Ich beame dich hinein, auch den Jens, wenn er will. Jens hat keine Ahnung, was da läuft, aber er sagt:
– Okay.
– Es kann losgehen: Macht die Augen zu. Jetzt werdet ihr winzig klein, ungefähr ein hundertstel Millimeter. Und nun ab mit euch, durch die Haut hinein in Bennis Bizeps.
Macht die Augen auf. Ihr steht in einer hohen Fabrikhalle. Sie ist

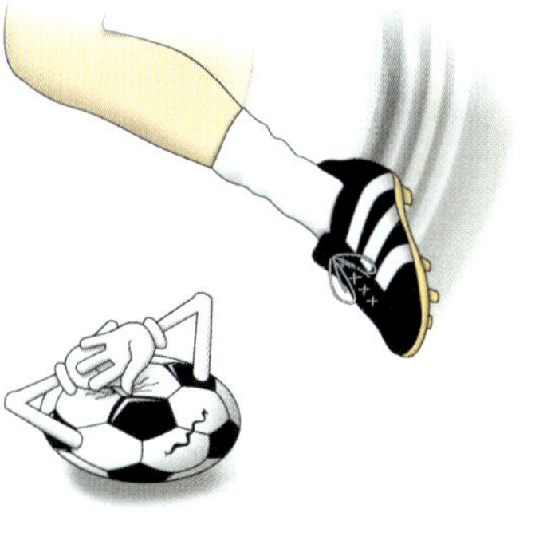

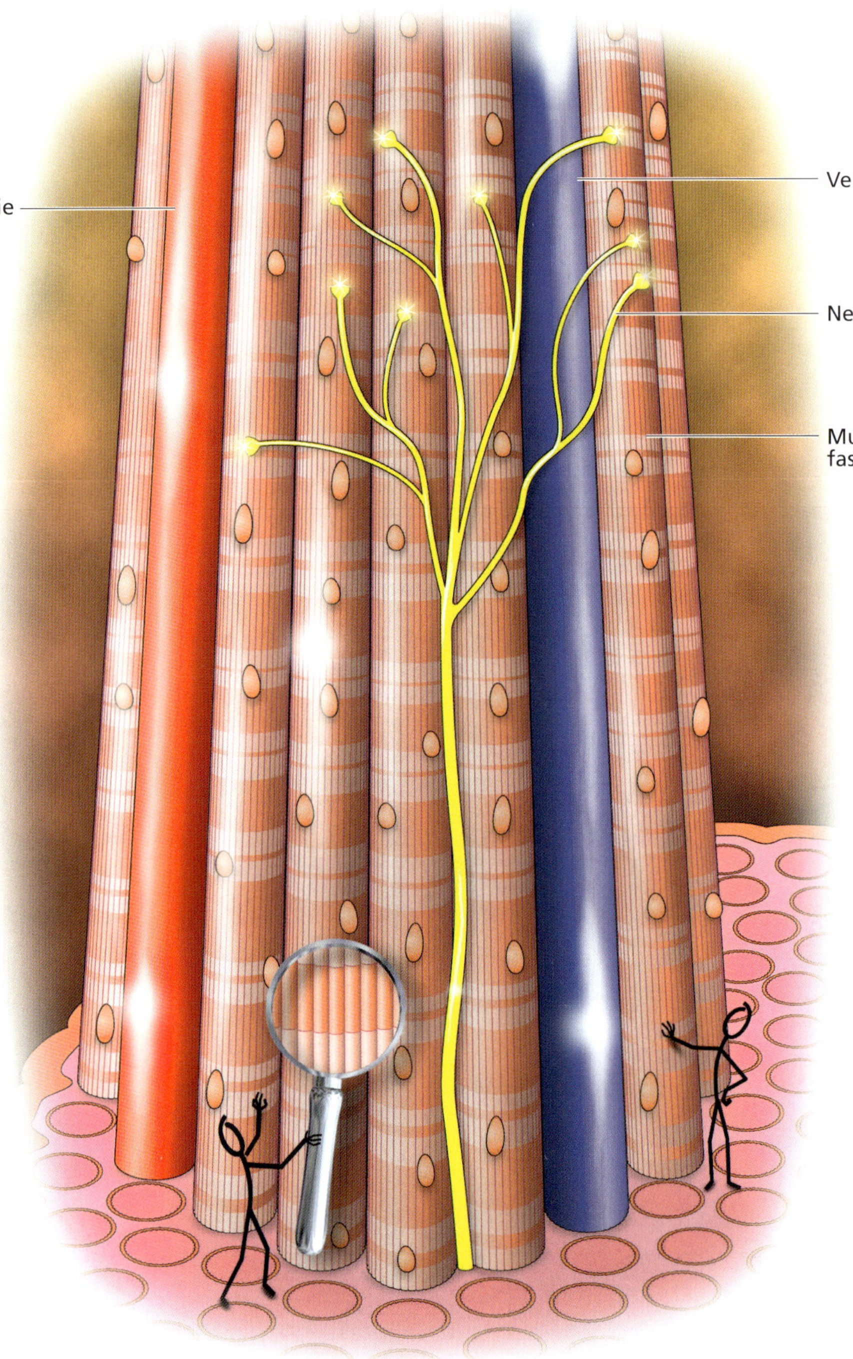

Deine Muskeln sind richtige Kraftpakete. Sie bestehen aus Millionen von kleinsten Eiweiß-Fasern, die sich auf einen Nervenbefehl hin zusammenziehen können. Dadurch verkürzt sich der ganze Muskel und bewegt deine Gelenke.

voll mit riesigen roten Säulen, die vor euch aufragen. Wenn man genau hinschaut, sieht man, dass jede Säule aus vielen einzelnen Pfeilern besteht.

– Und was soll das sein?

– Die Säulen sind dicke Bündel von Muskelfasern. Dazwischen laufen rote und blaue Röhren, die Blutgefäße, die den Fasern

Sauerstoff und Nährstoffe bringen und das verbrauchte Blut wieder abtransportieren. Außerdem liegen Nerven zwischen den Muskelfasern. Was die machen, werdet ihr gleich sehen.
– Komisch, sagt Benni.
– Ich beame euch jetzt noch ein Vergrößerungsglas in den Muskel. Schaut euch damit so eine Muskelfaser mal genau an. Erkennt ihr, dass die einzelnen Fasern wieder aus tausenden von noch kleineren Fäserchen bestehen? Und jetzt aufpassen! Der richtige Benni versucht noch mal, seinen rechten Unterarm zu heben. In diesem Moment feuern die Nerven Elektroblitze auf die Muskelfasern, die Säulen beben und ziehen sich zusammen. Dadurch verkürzt sich der ganze Muskel, wird eisenhart und zieht mit großer Kraft den Arm hoch. So, jetzt beame ich euch wieder raus. Die beiden schauen fasziniert auf Bennis Arm.
– Ich hab keinen Blitz gesehen, mault Jens.
– Aber ich hab ihn gespürt, behauptet Benni.
– Das Entscheidende sind die winzigen Fäserchen. Sie schieben sich ineinander, wenn der Nervenbefehl kommt. Dadurch wird der ganze Muskel kürzer. Je dicker die Fasern, desto stärker ist der Muskel und desto mehr kann er ziehen.
– Und wie kriegt man dicke Fasern?
– Indem man trainiert. Wenn der Muskel immer wieder die gleiche Arbeit leisten muss, dann sagt er schon bald: Hey, wir brauchen Verstärkung! Schaff noch mal 'ne Million von den Fäserchen an! Die baut der Körper dann aus Eiweiß-Stoffen zusammen. Und aus dem normalen Muskel wird ein richtiges Energiebündel.

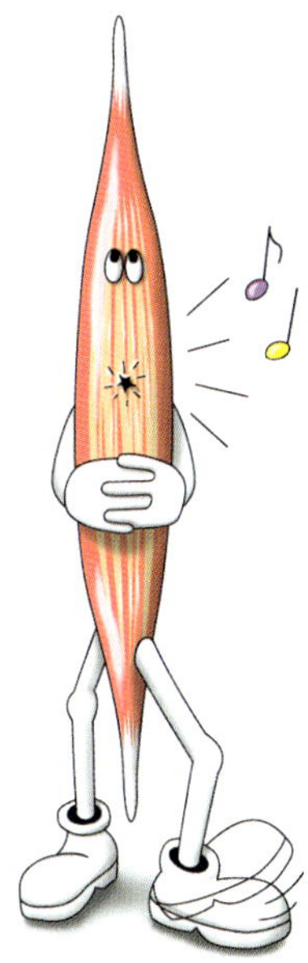

– So wie bei mir!, prahlt Benni.
– Bei mir auch, sagt Jens. Fühl mal!
– Ihr habt beide tolle Muskeln. Aber ihr tut ja auch eine Menge dafür. Schwimmen, Radfahren, Trampolin springen, Skifahren. Was noch?
– Fußball!
– Ja natürlich. Und durch Sport trainiert man nicht nur Kraft und Ausdauer, sondern auch seine Geschicklichkeit. Euer Körper braucht das unbedingt nach dem langen Sitzen in der Schule und wenn ihr stundenlang vorm Computer hockt. Und auch für euer späteres Leben als Erwachsene ist es ganz wichtig, dass ihr euch rechtzeitig einen festen Muskelpanzer zulegt, der euch und eure Gelenke schützt.

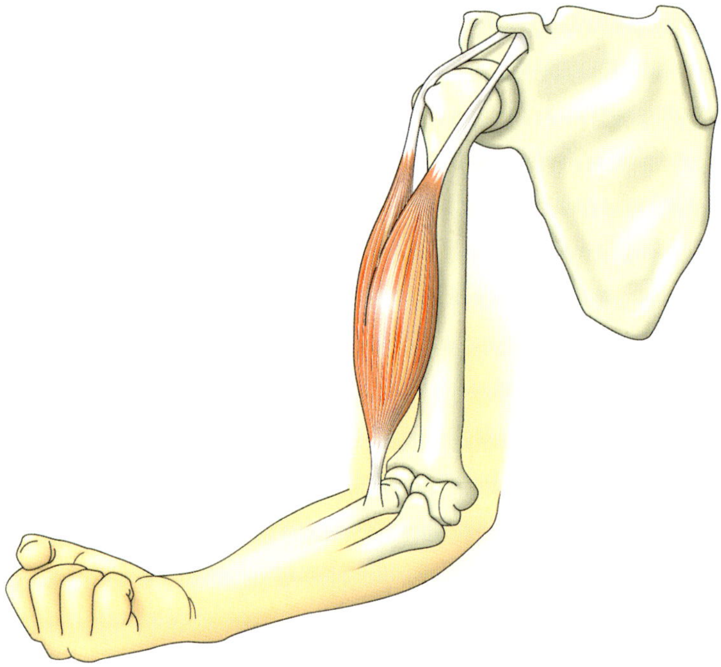

– Eine Frage noch, sagt Benni, warum heißt der Muskel eigentlich »Bizeps«?

– Wörtlich heißt das »Der Zweiköpfige«, weil der Muskel mit zwei Sehnen an der Schulter befestigt ist. Es gibt an der Rückseite des Arms noch einen Muskel mit einem schönen Namen: den »Trizeps«, den »Dreiköpfigen«, der den Arm wieder gerade zieht.

– Haben alle Muskeln Namen?, fragt Jens.

– Ja. Und als Medizinstudenten mussten wir alle 600 auswendig können.

– Au weia. Benni zieht eine Grimasse. Gut, dass wir die nicht lernen müssen. Komm, Jens, meine Muskeln wollen beim Radfahren noch ein paar Fasern zulegen.

»Bizeps« heißt der starke Muskel am Oberarm. Er ist mit seinen Enden, die man Sehnen nennt, an zwei Stellen der Schulter und am Unterarm angewachsen. Du brauchst ihn tausendmal am Tag, nämlich immer wenn du deinen Arm bewegst.

Schmeckt prima – macht krank

Warum die richtige Ernährung so wichtig ist

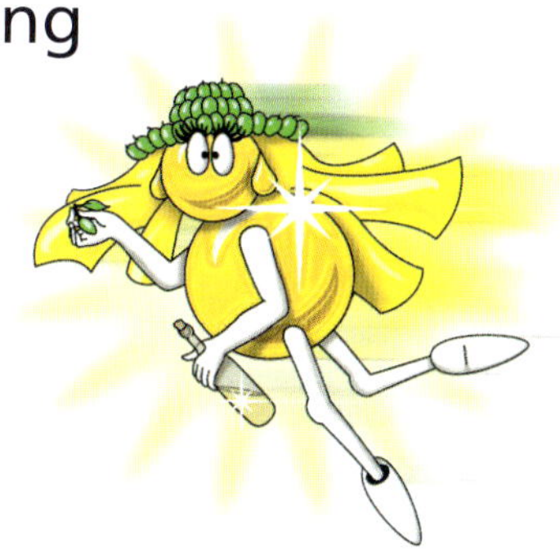

Julia ist am Telefon.
– Könntest du uns bitte, bitte helfen?
– Bei was denn?
– Wir müssen einen Kuchen backen. Aber wir wollen ihn bei dir machen.
– Warum nicht bei euch zu Hause?
– Weil die Mama immer schimpft, wenn die Küche so furchtbar aussieht.
– Und jetzt habt ihr es auf meine Küche abgesehen??
– Ach, bitte.

Der Kuchen soll eine Käsesahnetorte werden. Und gedacht ist er als Geburtstagsgeschenk für Katie, die Reitlehrerin der Mädchen. Als Dekoration wollen sie obendrauf ein Herz aus Kirschen machen. Und eigentlich müssen es zwei Torten sein, weil ja alle mitessen wollen.
– Gehst du mit uns einkaufen? Wir haben alles aufgeschrieben, was wir brauchen.

Christine, Marie und Julia kennen sich im Supermarkt gut aus und ziemlich schnell liegen Butter, Zucker, Eier, Mehl, Backpulver und die Gläser mit den Kirschen im Korb.
– Jetzt brauchen wir noch zwei Kilo Quark, sagt Julia. Und Sahne.
– Zwei Kilo? Ist das nicht zu viel?
– Bestimmt nicht. So steht es im Rezept. Dürfen wir auch noch was für uns mitnehmen?
– Was denn?
– Was zum Knabbern. Chips, Schokoriegel oder so was.
– Meinetwegen könnt ihr mitnehmen, was ihr wollt. Aber allmählich solltet ihr alt genug sein, um zu wissen, dass dieses künstliche Knabberzeug ungesund ist.

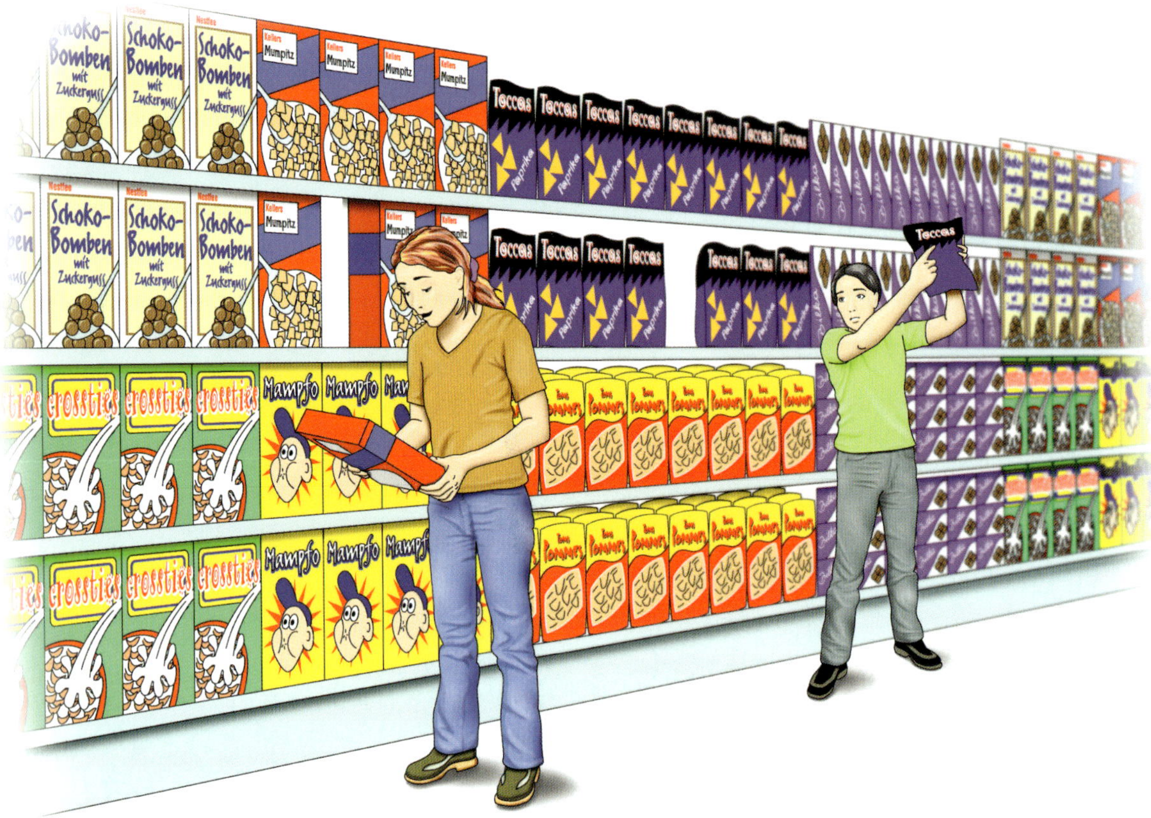

Wenn du dir was zum Essen kaufst, überlegst du sicher nicht, ob das für dich gesund ist oder nicht. Du kaufst das, was dir gut schmeckt. Oft sind das aber Sachen, die deinem Körper nicht so gut bekommen. Dabei schmecken gesunde Dinge auch ganz prima!

– Was soll denn daran ungesund sein? Das sind doch nur geröstete Kartoffelscheibchen.
– Von wegen. Christine, hol mal einen Beutel mit Chips. So, und jetzt lies mal vor, was hinten draufsteht. Was da alles drin ist. Hier, wo es heißt: »Zutaten«.
– »Kartoffeln, Salz, gehärtetes Pflanzenöl, E-mul-ga-tor, Mo-no-na-tri-um-glu-ta-mat, E 627, E 631, Backtriebmittel, Zucker«. Und was bedeutet das?, fragt Julia.
– Dass das Industrienahrung ist. Also von großen Fabriken hergestellte Massenware, die gut schmeckt, aber minderwertige Zutaten und so viele chemische Zusatzstoffe enthält, dass sie dem Körper schadet. Auch der Geschmack wird durch künstliche Stoffe erzeugt. Wenn du zum Beispiel Fruchtjoghurt mit Erdbeeren isst, sind da keine echten Erdbeeren drin. Die roten Stückchen sind künstliche Früchte, die aus Fruchtmark, Festigungsstoffen und »Geschmacksverstärkern« gemacht werden.
– Warum tun die das? Marie ist entsetzt.
– Weil der Joghurt so billiger herzustellen ist, also mehr Gewinn bringt. Und weil sich solche Kunstprodukte länger halten. Schaut

euch doch mal um und kontrolliert ein paar von den Sachen, die ihr kennt.
Sie sausen zwischen den Regalen hin und her, halten Schokoriegel, Fertigsuppen und Büchsen hoch und rufen sich die merkwürdigen Inhaltsstoffe zu:
– »Glutamat«, »E 621«, »Emulgatoren«, »Gehärtetes Fett«, »Mono-Natrium-Phosphat«, »Di-Natriuminosinat«, »Guanylat«!
– Schschsch! Nicht so laut! Sonst werfen sie uns hier noch raus.

Wir sind wieder zu Hause. Julia knetet den Teig für den Boden, Marie und Christine rühren Eier in die Quarkcreme.
– Was passiert im Körper, wenn man diese komischen Sachen isst?, fragt Julia.
– Sie hindern die Körperzellen daran, ihre Arbeit zu tun. Die Leber und das Immunsystem versuchen zwar ständig, die Schadstoffe wieder aus dem Körper herauszuschaffen, aber das ist schwierig und gelingt ihnen nicht immer. Und noch einen Nachteil haben diese künstlichen Lebensmittel: Sie enthalten fast alle viel zu viel Zucker und Fett und machen deshalb dick. Das, was natürliche Nahrung so gesund macht, Vitamine und Ballaststoffe, fehlt ihnen fast völlig.
– Was sind Ballaststoffe?, fragt Christine.
– Das sind die unverdaulichen Pflanzenfasern, die zum Beispiel in Gemüse und Vollkorn-Getreide enthalten sind. Sie können vom Körper nicht aufgenommen werden, bleiben also im Darm. Dort sorgen sie für einen guten Stuhlgang.
– Hey, wie bei den Pferden, ruft Julia. Die haben doch auch immer Haferspelzen und Stroh in ihren Bollen! Du willst wohl, dass wir Pferdeäpfel kacken?!
Die Vorstellung löst bei den Mädchen einen fürchterlichen Lachanfall aus. Julia prustet ins Mehl, dass es staubt, ein Ei hüpft Marie aus der Hand und zerplatzt auf dem Boden, Christines Löffel mit der Quarkcreme landet in ihren Haaren. Es herrscht ein gewaltiges Chaos.
– Entschuldigung, meint Julia immer noch lachend und wischt sich mit der Mehlhand die Tränen aus den Augen, wodurch die erst richtig verkleben.
Dann schauen sich die Mädchen an und das Gelächter beginnt von neuem.

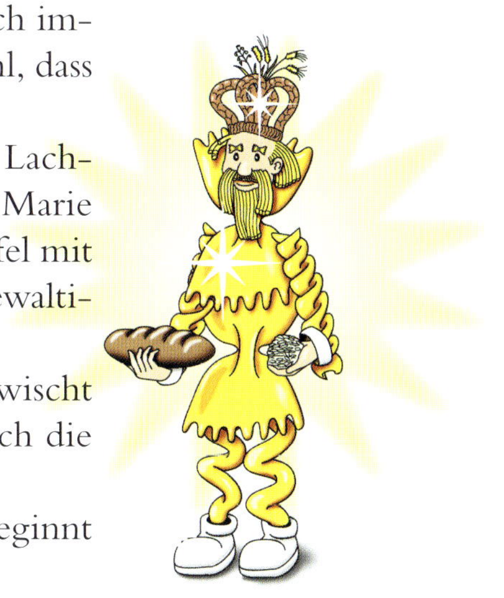

– Was ist eigentlich »gesundes Essen«?, fragt Marie.
Die schlimmste Unordnung ist beseitigt, die beiden Käsetorten backen im Ofen und wir sitzen gemütlich um den Küchentisch und trinken Tee.
– Stellt euch vor, ihr hättet Geburtstag. Und es kämen alle eure Freunde, die euch das mitbringen, was ihr dringend braucht oder euch gewünscht habt. Mit dem gesunden Essen kommen fantastische Freunde in euren Körper. Da sind zum Beispiel die Eiweiß-Riesen. Sie bringen Fisch und Fleisch, Eier und Quark als Geschenke für die Muskeln und für die Erneuerung der Zellen. Dann kommen die Kohlehydrat-Könige. Sie bringen euch Vollkornbrot, Nudeln und Reis, damit ihr daraus ganz viel Energie machen könnt.
– Wozu brauchen wir die Energie?, fragt Julia.
– Bei jedem Herzschlag, jedem Atemzug, jedem Schritt, den ihr macht, verbraucht ihr Energie. Auch für eure Heizung, die die Körpertemperatur immer bei 37 Grad halten muss.
– Erzähl weiter!

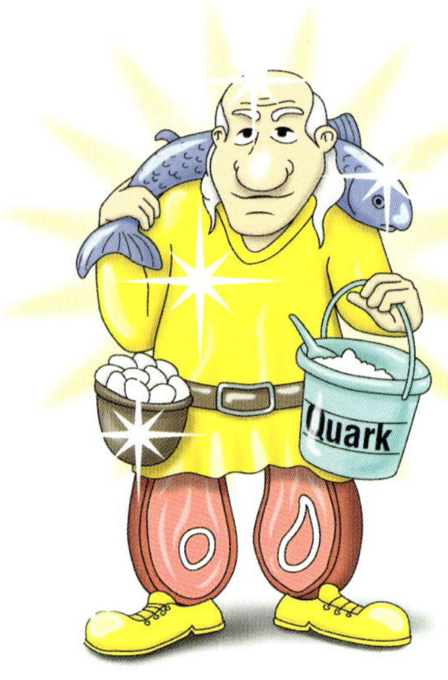

– Als Nächstes kommen die Fett-Feen. Sie bringen dem Körper zum Beispiel Olivenöl und Milch und Butter, damit er noch mehr Brennstoff zur Energiegewinnung hat. Und damit er Vorräte anlegen kann für Notfälle. Als Letztes kommen die herrlichen Vitamin-Ritter. Sie verkünden: »Wir bringen dir Früchte, Gemüse, Nüsse und Salat, damit du genügend Abwehrstoffe hast und gesund bleibst. Damit du gut sehen kannst und eine reine Haut und schöne Haare bekommst. Unsere Knappen haben dir noch Zink und Magnesium, Eisen und Selen mitgebracht, weil du das für deine Zellen brauchst.« Plötzlich aber ziehen die Vitamin-Ritter ihre Schwerter und rufen: »Wo sind deine Feinde, wo verstecken sich die schändlichen Chemie-Monster, die dir schaden und dich krank machen? Wir werden sie suchen und vernichten!«
– Und dann?
– Dann schwärmen sie überall aus, im ganzen Körper, kämpfen mit den bösen Monstern und versuchen, sie zu vernichten.
Die Mädchen lachen. Aber sie sind nachdenklich geworden.
– Du meinst, wenn wir gesunde Sachen essen, viele Vitamine und so, dann ist das wie jeden Tag Geburtstag für den Körper?, fragt Marie zögernd.
– So ähnlich. Ihr wisst schon, was ich meine. Es geht eben darum,

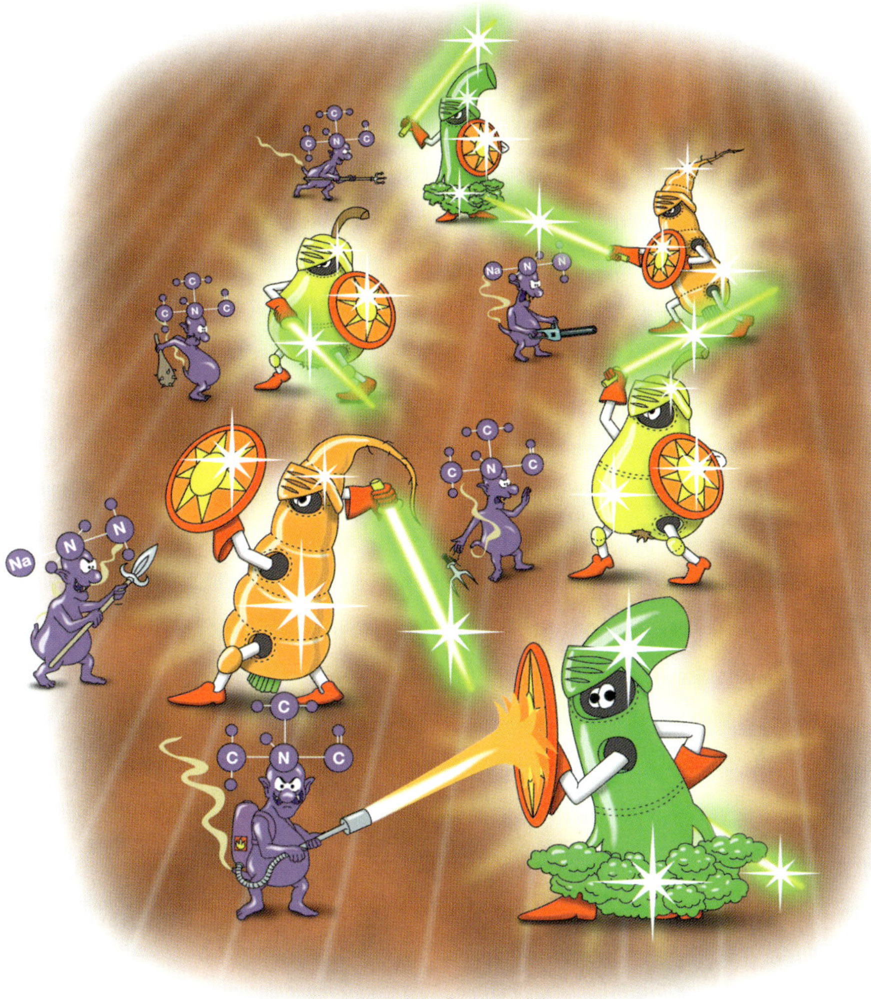

gute, naturbelassene Nahrungsmittel zu essen. Du hast Glück, Julia, denn deine Mama kocht gern und macht viel frisches Gemüse und Salat. Wie ist es bei euch?

– Meine auch, sagt Marie. Und in die Schule krieg ich immer Vollkornbrot und Obst mit.

– Meine Mutter mag nicht so gern Gemüse putzen, sagt Christine. Ich glaub, sie nimmt oft tiefgefrorenes. Hat das auch Vitamine?

– Ja. Obwohl, frisches ist schon noch besser. Kannst du ihr das Putzen nicht abnehmen?

Christine zieht eine viel sagende Grimasse.

– Was ist mit Spaghetti?

Haut sie, die bösen Chemie-Monster!, ihr wunderbaren Vitamin-Ritter! Haut sie, besiegt sie, damit sie meinem Körper nicht mehr schaden können! Und in Zukunft will ich noch mehr von euch essen, Ritter Birne, Prinz Brokkoli und wie ihr alle heißt. Dann bleibe ich gesund.

– Wunderbar. Aber keine gekauften Soßen dazu, sondern selbst gemachte. Das könnt ihr doch schon, oder?
– Was ist mit Hamburgern? Und Ketschup? Und Pommes?
– Na ja. So was soll man nicht jeden Tag essen. Kartoffeln sind eigentlich sehr gesund, aber Pommes frites sollte man nur essen, wenn man sie selbst macht, aus frischen Kartoffeln und mit gutem Öl. In Lokalen gibt es fast nur Industrie-Pommes. Was noch ganz wichtig ist, sind die richtigen Getränke. Cola ist schlecht, weil es die Knochen entkalkt.
– Das hast du uns schon mal gesagt. Und dass wir täglich Milch oder Buttermilch trinken sollen.
– Oder Joghurt essen. Aber den Naturjoghurt! Man kann doch selbst Obst reinschneiden.
– Was ist mit Limo?
– Lauter Chemie und Zucker! Leider. Mineralwasser ist besser.
– Und was ist mit Schokolade?, fragt Marie. Ich glaube, mein Körper will auch Schoko-Prinzen einladen!
– Wenn du dich sonst richtig ernährst, kannst du natürlich ab und zu ein paar Stückchen Schokolade essen. Und hinterher?
– ZÄHNE PUTZEN!, sagen alle drei im Chor.

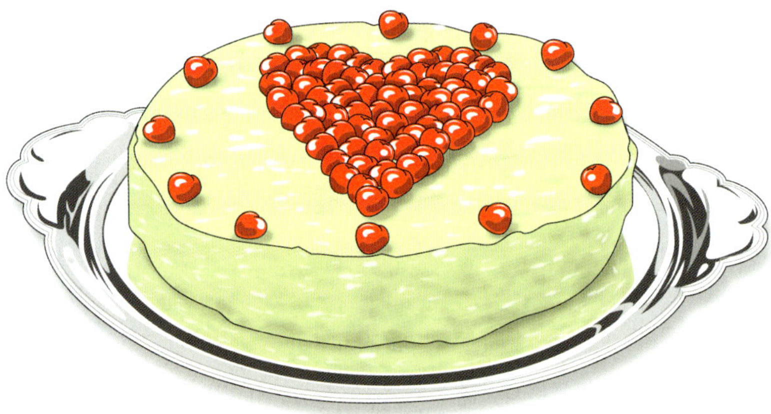

Die Torten mit den Kirschenherzen sehen köstlich aus, als sie aus dem Ofen kommen.
– Meinst du, Katie freut sich?
– Ganz sicher. Und ihr dürft jetzt gehen. Die Kuchen fahr ich euch später mit dem Auto rüber.
– Und was ist mit Küche putzen?
– Kein Problem. Mach ich selber.

Meine Oma ist gestorben – warum durfte sie nicht weiterleben?

Wie man alt wird und jung bleibt

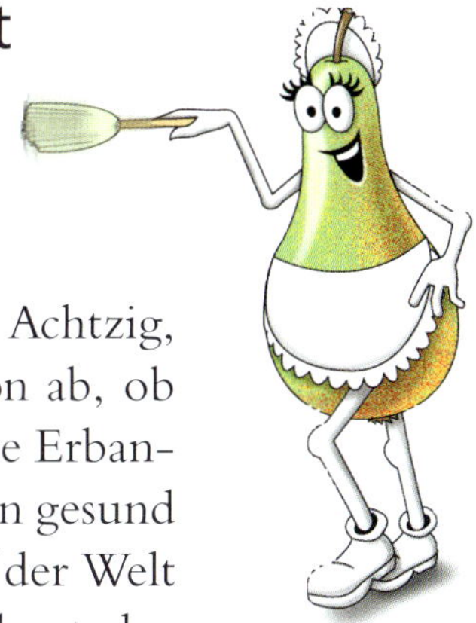

Wie alt können Menschen werden?

– Ich weiß nicht, Julia, das kommt drauf an. Achtzig, neunzig, manchmal sogar hundert Jahre. Es hängt davon ab, ob die Eltern alt geworden sind. Dann hat man nämlich gute Erbanlagen für ein langes Leben. Entscheidend ist auch, ob man gesund bleibt oder nicht, wie man sich ernährt und wo man auf der Welt lebt. Früher wurden die Leute längst nicht so alt. Auch heute leben die Menschen in Russland, in Afrika und in anderen armen Ländern meistens kürzer, weil das Leben dort viel härter ist: weniger zu essen, mehr Krankheiten, nicht genug Ärzte und Medikamente. Aber der älteste Mensch der Welt, ein Japaner, ist angeblich gerade 120 Jahre alt geworden. Warum fragst du?

– Manuels Oma ist gestern gestorben.

– Ist das sehr schlimm für ihn?

– Ich glaub schon.

– Und jetzt hast du Angst, dass deine Oma auch irgendwann sterben könnte?

– Ja. Oder der Opa. Oder Mama und Papa.

Ein paar Tage später bringt sie Manuel mit.

– Du sollst uns erklären, warum Menschen sterben müssen.

– Als ob das so einfach wäre! Meistens stirbt man an einer Krankheit. Aber auch wenn man gesund bleibt, ist das Leben irgendwann einmal zu Ende, wie bei allen Lebewesen.

– Aber warum?

– Wir besitzen eine natürliche Lebenszeit. Sie ist ein Teil unserer Erbanlagen. Irgendwann altern die Zellen im Körper und erneuern sich nicht mehr. Beim einen früher, beim andern später. Dieses Altern können wir bis jetzt nicht abstellen. Wir können es allerdings hinauszögern.

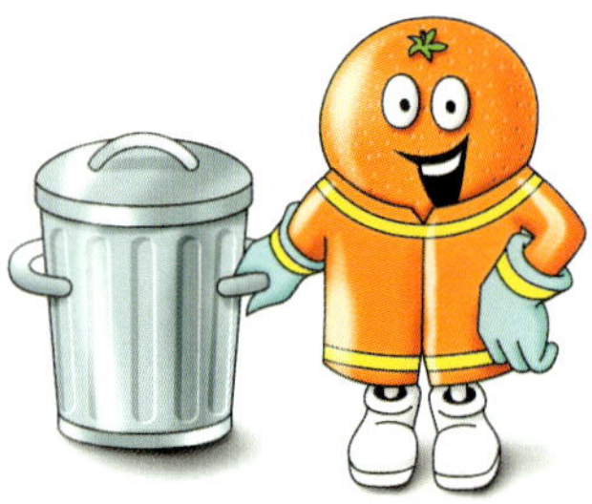

– Wie denn?
– Indem wir unserem Körper – genauer gesagt den einzelnen Zellen – dabei helfen, gesund zu bleiben. Viele Leute rauchen zum Beispiel. Mit jeder Zigarette atmet man ungefähr 2000 Stoffe ein, die dem Körper schaden. Die müssen erst wieder eingefangen und unschädlich gemacht werden. Das ist eine große Belastung für unser Immunsystem, das ja eigentlich dafür da ist, Krankheitserreger abzuwehren. Wenn man nicht raucht, wird man nicht so leicht krank. Gesunde Ernährung hält auch jung. Die Vitamine, die in frischem Obst und Gemüse stecken, können den Zellen helfen, mit all dem Müll fertig zu werden, der sich im Körper ablagert, weil die Umwelt voller Schadstoffe ist und weil viele Nahrungsmittel aus minderwertigen Zutaten bestehen.
– Julia zwinkert Manuel zu: Oh, oh. Sie meint Chips und Cola und Schokoriegel.
– Richtig. Sport und Bewegung halten jung. Nicht nur, weil die Muskeln und Knochen dann stark bleiben, sondern weil dadurch auch das Herz

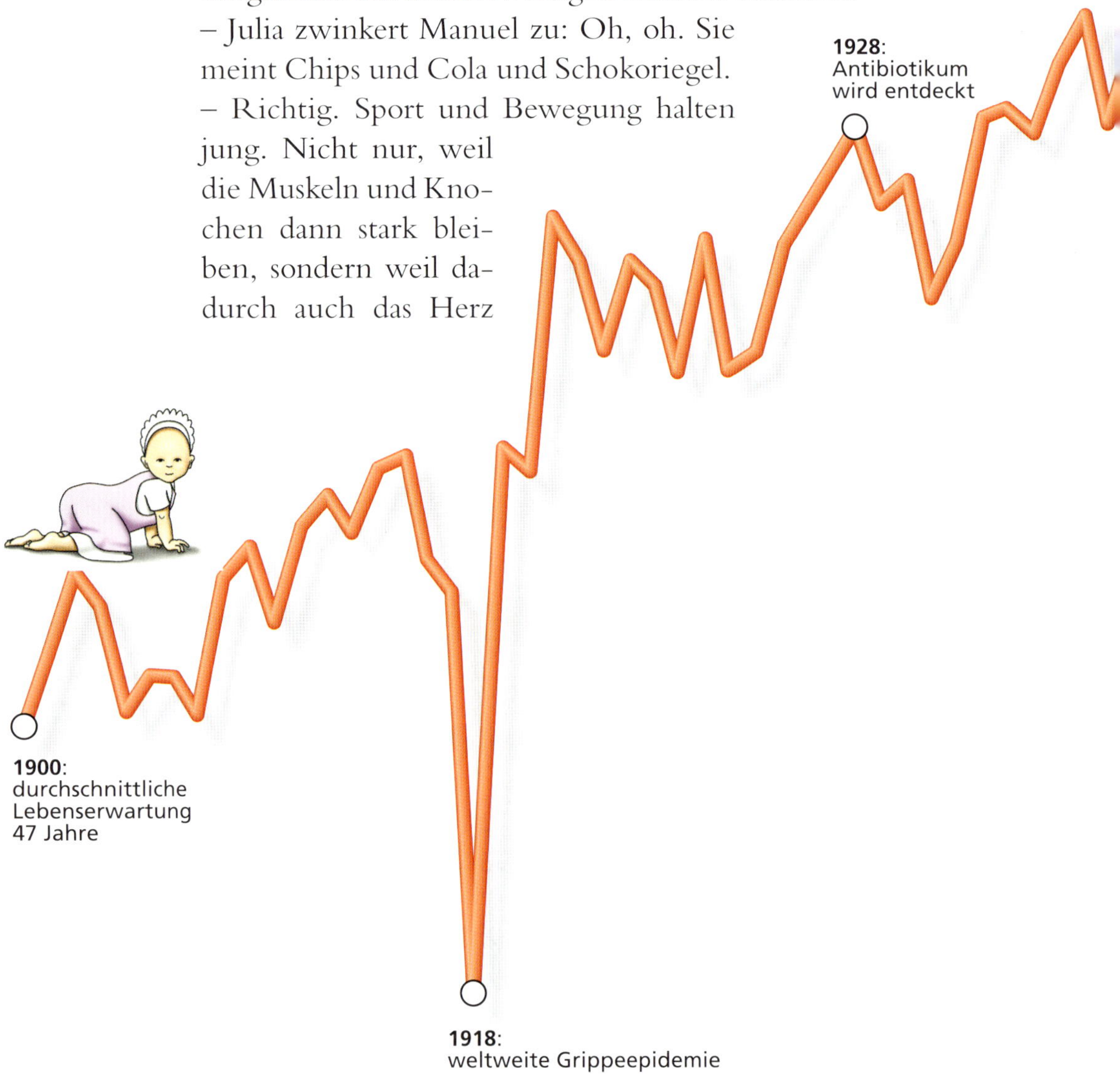

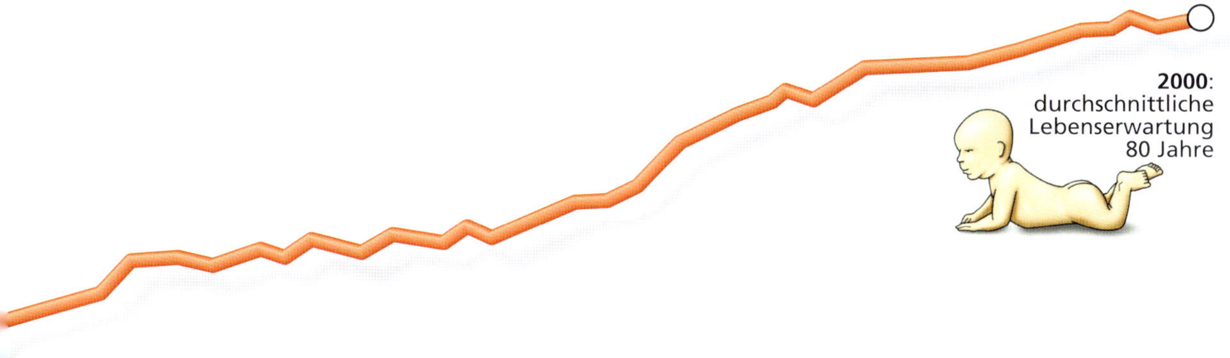

und die Lunge trainiert werden. Sogar die Gehirnzellen, die für das Denken und fürs Gedächtnis zuständig sind, werden durch Bewegung angeregt und funktionieren dann besser und länger.
– Da weiß ich, was ich vor der nächsten Mathe-Schulaufgabe mache, sagt Julia. Ich renne zwanzig Mal um den Pausenhof. Machst du mit, Manu?
– Damit alle denken, dass wir jetzt ganz verrückt geworden sind? Nein, danke.
Julia schaut grimmig drein.
– Aber das werde ich schaffen, sagt sie entschlossen.
– Was denn, Julia?
– Mein Opa raucht wie ein Schlot. Ich werd's ihm abgewöhnen.
– Ziemlich schwierig, meint Manuel, meine Mutter hat es fünfmal versucht und erst beim sechsten Mal hat es geklappt.

Julia denkt wieder nach.
– Ich stell mir das schlimm vor, wenn man älter wird.
– Für manche Menschen stimmt das, aber nicht für alle. Manche finden auch das Älterwerden lustig und spannend. Das funktioniert aber nur, wenn man sich für vieles interessiert und wenn man viele Freunde hat.
– Ich glaube, sagt Manuel nachdenklich, meine Oma wollte nicht sterben. Sie hat immer gesagt, sie möchte unbedingt noch erleben, was ich alles für Unfug anstelle, wenn ich größer bin. Und außerdem wollte sie auf meiner Hochzeit tanzen. Also, falls ich mal heirate. In der Zwischenzeit sollte ich wenigstens die Haus-

Stellt euch vor, ihr wärt im Jahr 1900 auf die Welt gekommen. Dann hättet ihr im Durchschnitt nur 47 Jahre leben können. Wer bei uns im Jahr 2000 geboren wurde, wird wahrscheinlich 80 Jahre alt. Warum? Wir haben heute viel bessere Lebensbedingungen und eine bessere medizinische Versorgung.

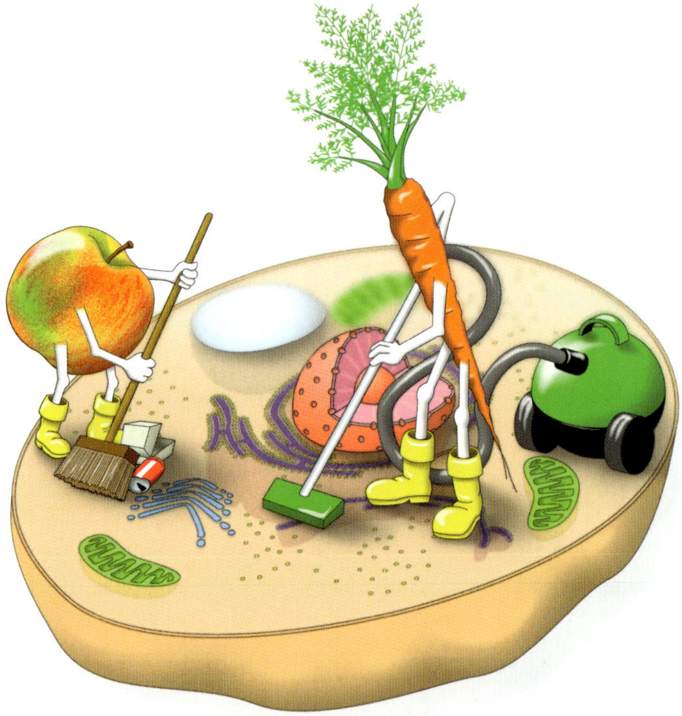

In jeder Zelle eures Körpers sammelt sich Müll an. Er stammt von den schädlichen Stoffen der Umwelt, aber auch von der Arbeit der Zelle selbst. Obst und Gemüse helfen euch, den Müll zu entfernen und die Zellen gesund zu erhalten.

aufgaben mit ihr zusammen machen, vor allem Englisch und Geschichte. Damit ihr Verstand nicht einrostet, hat sie gesagt.
– Wie alt war deine Großmutter?
– 81. Sie war auch noch ganz gut beisammen. Erst in den letzten drei Wochen konnte sie nicht mehr aufstehen.
– Warst du dabei, als sie gestorben ist?
– Meine Mutter war dabei. Sie sagt, sie ist froh darüber, dass die Oma nicht leiden musste. Ich glaube, sie hat einen Schlaganfall gehabt. Dann ist ihr Herz stehen geblieben und sie ist nicht mehr aufgewacht. Später lag sie ganz ruhig im Bett. Wenn sie im Gesicht nicht so weiß gewesen wäre, hätte ich gedacht, dass sie bloß schläft. Es war gar nicht gruselig, nur sehr traurig.
– Was ist das, ein Schlaganfall?, fragt Julia.
– Schlaganfall bedeutet, dass ein Teil des Gehirns keinen Sauerstoff mehr bekommt, weil dort ein Blutgefäß kaputtgegangen ist. Dadurch sterben Millionen von Gehirnzellen. Wenn es schlimm ist, sind auch Herzschlag und Atmung davon betroffen.
Manuel, ich denke, dass deine Oma trotzdem auch Glück gehabt hat. Sie hat bei euch gelebt, sie hat dich sehr gemocht – und du sie auch. Und als es ihr schlecht ging, wart ihr alle da und sie brauchte nicht allein zu sein.
Julia stehen jetzt Tränen in den Augen.
– Ich finde es blöd, dass man sterben muss, sagt sie.

Alle tun es – warum denn ich nicht?

Ein Streitgespräch über Zigaretten, Alkohol und andere Versuchungen

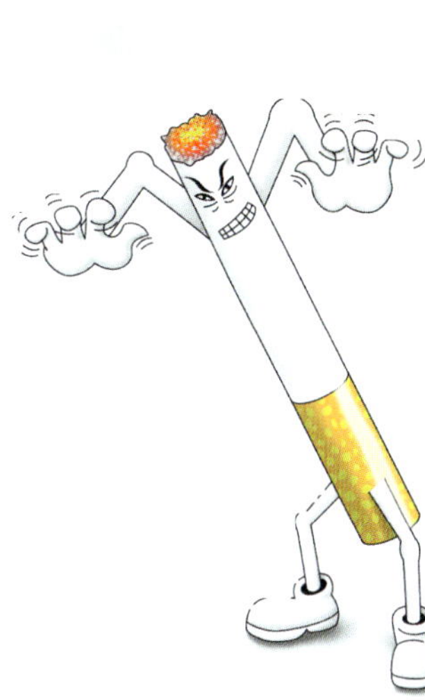

Julia, ich muss mit dir reden.
Marie und Julia sind auf dem Heimweg von der Schule. Wie so oft schauen sie einen Moment herein, um etwas zu trinken und zu erzählen, was es Neues gibt und über welchen Lehrer sie sich mal wieder geärgert haben.
– Reden? Jetzt gleich? Worum geht's?
– Das sag ich dir dann. Wann hast du Zeit?
– Du klingst ja so komisch. Was ist denn los?
– Ich bin vorhin zufällig an der Schule vorbeigefahren. Da war gerade Pause und du standest mit ein paar anderen aus deiner Klasse im Hof und hattest eine Zigarette in der Hand. Das versteh ich nicht. Eben wolltest du deinem Opa noch das Rauchen abgewöhnen und jetzt fängst du selber damit an.
Julia schweigt. Lange.
– Sagst du's dem Papa?
– Nein.
– Ich muss jetzt heim, seufzt sie. Soll ich heute Nachmittag kommen?
– Ich komm auch mit, sagt Marie. Darf ich?

Auch Benni haben die Mädchen mitgebracht. Wann immer es kritisch wird, ist Benni Julias Verteidiger und Leibwächter, obwohl er jünger ist.
– Also, jetzt setzt euch mal hin. Es gibt Apfelkuchen und Saft.
– Du brauchst eigentlich nichts zu sagen. Ich weiß schon, dass Rauchen einem schadet, sagt Julia.
Sie ist offensichtlich sehr schlecht gelaunt.
– Habt ihr mal in der Schule gehört, wie Zigaretten und Rauchen auf den Menschen wirken?
– Macht süchtig, zählt Benni auf, macht Krebs in der Lunge,

macht dauernd Erkältungen, macht das Herz kaputt, schmeckt scheußlich und kostet unheimlich viel Geld.
– Ach, halt den Mund, Benni, was weißt denn du schon davon?, faucht Julia.
– Wenn du miese Laune hast, lass sie bloß nicht an mir aus!, gibt er zurück.
Marie sagt gar nichts, aber sie legt Julia die Hand auf den Arm.
– Ich find es total blöd, wenn man gezwungen wird, alles heimlich zu machen, sagt Julia ziemlich laut.
– Keine Frage. Das finde ich auch.
– Na also, dann kann ich ja gehen. Ich hab sowieso keine Lust, mit dir zu streiten.
Sie steht tatsächlich auf.

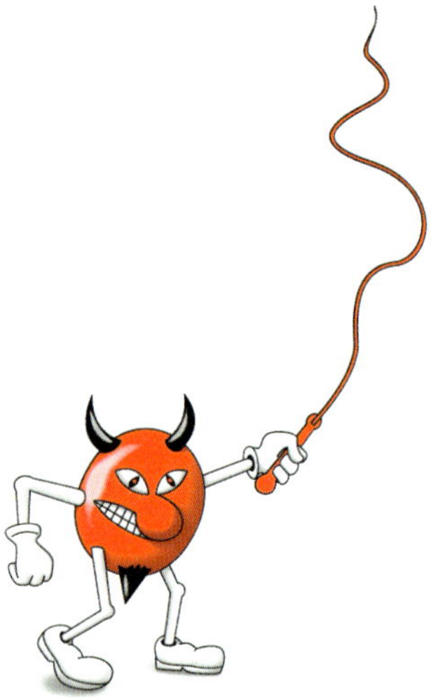

– Jetzt bleib mal da. Wenn man denkt, dass man im Recht ist, dann muss man das auch erklären können. Erzähl mal. Ich hör dir zu.
– Ich hab es satt, dass einem alle sagen, was man tun soll!!
– Julia, bitte schrei nicht. Du sollst dich nicht aufregen, sondern mit mir reden.
– Erwachsene schreien doch auch! Und rauchen und trinken jede Menge Alkohol!
– Ja. Leider.
– Eben. Und ich will endlich allein entscheiden, was für mich richtig ist und was nicht.
– Aber genau darum geht es doch. Du hast dich entschieden, hin und wieder zu rauchen. Stimmt's?
– Ja.
– Warum? Schmecken dir Zigaretten so gut?
– Das ist doch egal, es ist einfach cool.
– Was bedeutet denn »cool«?
– Das weißt du ganz genau. Das ist eben etwas, was man macht. Was alle machen.
– Genau. Du rauchst, weil andere auch rauchen. Also einerseits willst du nicht, dass die Erwachsenen dir sagen, was du tun und lassen sollst. Das versteh ich. Aber jetzt tust du ja auch nicht, was *du* willst und für richtig hältst, sondern das, was andere dir vormachen.
Nun mischt sich Marie ein.
– Mit Freunden oder in der Klasse, da muss man manchmal

mitmachen, sonst denken die, du bist der letzte Idiot. Und dann reden sie nicht mehr mit dir.
– Genau, schluchzt Julia, dann lassen sie dich einfach stehen oder sagen gemeine Sachen über dich. Ich hab das letztes Jahr schon mal erlebt.
– Ich weiß, das ist ein ganz schwieriges Problem. Aber das wirst du immer wieder haben, gerade wenn du versuchst, dich anzupassen. Jetzt sind es Zigaretten, später ist es vielleicht Alkohol und irgendwann könnten es Drogen sein.
– Drogen würde ich nie nehmen!
– Das sagst du jetzt. Und ich bin überzeugt, dass du das ernst meinst. Aber wie willst du dich da raushalten, wenn du nicht lernst, auch mal ganz ruhig und freundlich »Nein« zu sagen. Solange du das nicht schaffst, bist du echt gefährdet.
– Du verstehst das nicht. Außerdem rauch ich doch nur hin und wieder eine, aus Spaß. Hast du nie geraucht?
– Doch, mit vierzehn. Aber nur ein paar Wochen. Dann hab ich mir vorgenommen, nicht mehr zu rauchen, bis ich zwanzig bin.
– Und dann?

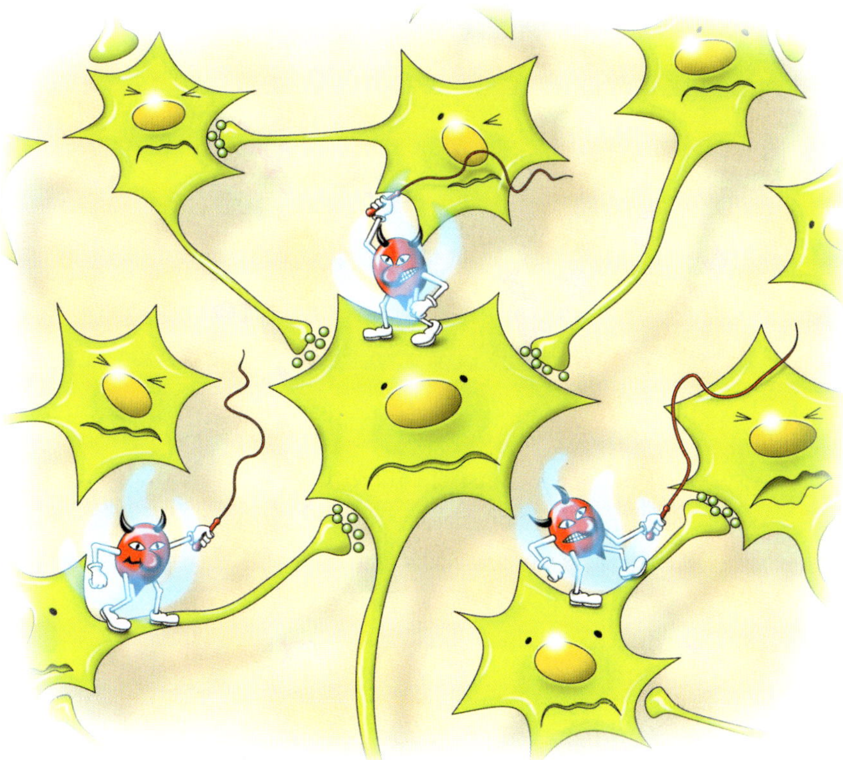

Zigaretten machen süchtig, weil die Gehirnzellen nach kurzer Zeit ohne Nikotin nicht mehr richtig denken können. Deshalb ist es so schwierig, mit dem Rauchen aufzuhören. Besser gar nicht erst anfangen!

– Mit zwanzig war ich immerhin schon klug genug, nicht mehr anzufangen. Ich glaube, ich muss euch mal erklären, was passiert, wenn man eine Zigarette raucht. Der Rauch geht in die Lunge, von dort aus ins Blut und schon nach sieben Sekunden ist das eigentliche Teufelszeug, das Nikotin, im Gehirn angekommen. Dort setzt es sich an die Zellen und befielt ihnen, schneller zu arbeiten und mehr von den Stoffen zu produzieren, die als Postboten Nachrichten im Gehirn herumtragen. Zunächst machen die Zellen das ohne Murren mit und der Mensch, der raucht, fühlt sich mit den Nikotin-Teufelchen und ihren Antriebspeitschen sehr wohl. Nach einer kurzen Zeit aber geschieht etwas Merkwürdiges: Die Gehirnzellen, die vorher ohne Zigaretten ja ganz prima gearbeitet haben, werden faul und verweigern die Arbeit, wenn kein Nikotin da ist. Das ist dann eine ganz schlimme Situation für den Menschen, denn er spürt genau, dass er ohne Zigaretten tatsächlich nicht mehr richtig funktioniert, und so kann er nicht mehr mit dem Rauchen aufhören. Was bedeutet das?

– Er ist süchtig, sagt Benni.

– Ja. Abhängig vom Nikotin. Die Zigarettenhersteller versuchen natürlich, möglichst viel davon in die Zigaretten zu packen, damit diese Abhängigkeit möglichst rasch eintritt, denn so kriegen sie neue Kunden. Gerade Jugendliche werden wegen ihres jungen Gehirns am schnellsten süchtig.

Julia schweigt.

– Ich werd nie rauchen, sagt Benni, ich bin doch nicht blöd.

– Die ganzen Drogen, Zigaretten, Alkohol, Haschisch, Kokain, Ecstasy und wie sie alle heißen, funktionieren im Grunde nach dem gleichen Prinzip. Wenn man sie nimmt, fühlt man sich erst mal prima. Stark, toll, unbesiegbar. Musik, Farben, alles scheint schöner. Wenn die Wirkung dann weg ist, hat man ein schrecklich leeres Gefühl. Denn all diese Mittel verändern die natürliche Funktion der Hirnzellen. Mit der Zeit braucht man dann immer mehr von dem Zeug, damit sie noch einigermaßen normal arbeiten. Selbst Haschisch, von dem man eine Zeit lang geglaubt hat, es sei relativ harmlos, schädigt das Gehirn.

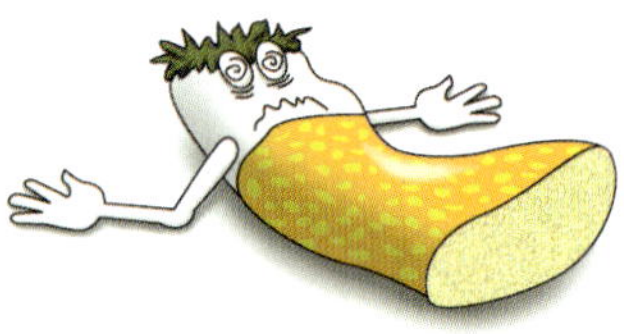

– Und Alkohol?, fragt Benni.

– Auch. Und wie. Ihr habt doch sicher schon Betrunkene gesehen. Sie können nicht mehr denken, nicht mehr geradeaus gehen,

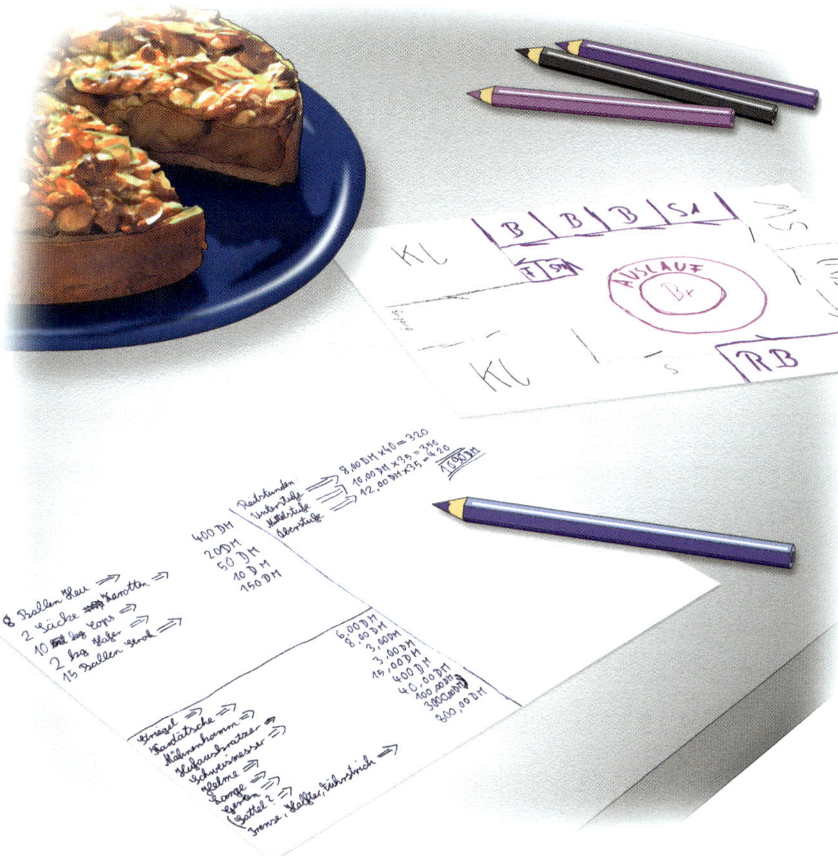

sich an nichts mehr erinnern. Ein schlimmer Zustand. Nur dauert es meist länger, bis man vom Alkohol abhängig ist. Insofern sind Zigaretten eben besonders gefährlich. Wie steht's mit dir, Marie?
– Ich rauche nicht. Ich hab so eine Art Vertrag mit meinem Vater gemacht. Er hat mir versprochen, dass ich an meinem vierzehnten Geburtstag ein eigenes Pferd bekomme. Dafür hab ich ihm versprochen, dass ich nicht rauche, bevor ich achtzehn bin.
– Du hast Glück.
– Was meinst du, Julia, sagt sie, vielleicht könnten wir das Pferd zusammen kriegen, wenn du mit deinem Papa auch so ein Abkommen machst? Vielleicht bekommen wir es dann schon früher?
Große Pause. Man kann richtig sehen, wie Julias Gedanken Achterbahn fahren.
– Ich finde das scheißungerecht, sagt Benni. Was machen denn Kinder, bei denen die Eltern kein Pferd kaufen können?
– Ich hab eine Idee, sagt Julia plötzlich. Wir machen bei der

Julia und Benni haben manchmal verrückte Einfälle. Hier überlegen sie, ob Schüler, die nicht rauchen, umsonst Reitunterricht an der Schule bekommen sollen. Habt ihr gute Ideen, was man tun kann, damit Kinder nicht anfangen zu rauchen?

Schule einen Reitstall auf. Alle, die nicht rauchen, dürfen umsonst reiten, die andern müssen zahlen.
– Hey, gute Idee, sagt Marie. Vielleicht leiht uns jemand sogar noch ein zweites Pferd.
– Was? Pferde in der Schule? Das wär ja was ganz Neues. Ihr seid ein bisschen verrückt. Ich glaube, ich hol jetzt den Saft und den Apfelkuchen.

Als Kuchen und Teller auf dem Tisch stehen, versuchen die Mädchen gerade, einen Reitstall zu zeichnen, der zwischen die Schulgebäude passt. Gleichzeitig überlegen sie, wo man die Pferde sonst noch unterbringen könnte, falls es mit der Schule nicht klappen sollte. Benni malt inzwischen lange Zahlenkolonnen auf ein Papier. Er rechnet aus, was zwei Pferde monatlich kosten und wie viel man durch Reitstunden wieder hereinbekäme.
– Sieht gar nicht schlecht aus!, ruft er.
– Langsam, Benni, nicht so schnell. Julia braucht sicher noch etwas Zeit zum Nachdenken. Die Entscheidung Rauchen oder Nichtrauchen muss sie nämlich ganz allein und in Ruhe treffen. Stimmt's, Julia?

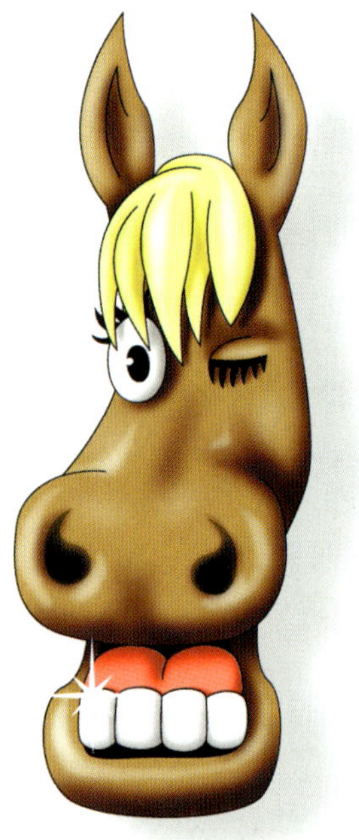

Schlank – schlanker – Magersucht

Der traurige Kampf gegen den eigenen Körper

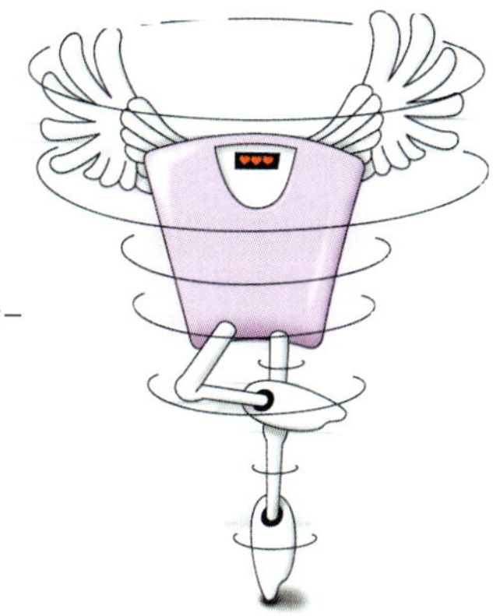

Julia, Marie und Sarah stürmen herein. Alle drei haben rot geweinte Augen. Julia schluchzt.

– Du lieber Himmel, was ist denn los?

– Marni ist im Krankenhaus!

– Eure Freundin Marni? Was hat sie denn?

– Vielleicht stirbt sie sogar!

– Jetzt setzt euch erst mal hin. Was ist mit Marni?

Es stellt sich heraus, dass niemand so richtig gemerkt hat, dass Marni seit Wochen fast nichts mehr gegessen hat und immer dünner wurde. Dabei war sie wie immer, schien sogar beonders gut gelaunt. Sie ist mit den andern geritten, hat mit Julia Kuchen gebacken für den Geburtstag ihrer Mutter, alles ganz normal. Nur zum Schwimmen ist sie nicht mitgegangen.

– Wahrscheinlich, weil man da gesehen hätte, wie dünn sie ist.

– Und ihr habt nicht gemerkt, dass sie nichts isst?

– Nein, sie hat immer gesagt, sie hätte gerade gegessen. Oder dass sie versprochen hat, zum Essen nach Hause zu kommen. Außerdem hat sie immer so weite Klamotten angehabt, Sweatshirts und so. Wir sind gar nicht auf die Idee gekommen, dass mit ihr was nicht stimmt, sagt Julia und fängt wieder an zu weinen.

– Also ist Marni magersüchtig und in einem schlimmen Zustand, sonst hätte man sie sicher nicht gleich ins Krankenhaus gebracht.

– Und was machen sie dort jetzt mit ihr?

– Zuerst werden sie dafür sorgen, dass ihr Körper wieder etwas Nahrung bekommt. Das heißt, man wird sie künstlich ernähren, ihr Infusionen geben und so.

– Was sind Infusionen?

– Das sind bestimmte Flüssigkeiten mit Zucker und allen möglichen Nährstoffen, die man direkt in eine Vene, also in ein Blutgefäß hineinleitet.

– Und dann?
– Dann wird man versuchen, sie durch Gespräche mit Ärzten, Psychologen und anderen magersüchtigen Mädchen und Jungen dazu zu bringen, dass sie wieder isst. Freiwillig. Das wird lange dauern, sehr lange.
– Aber wieso? Sie braucht es doch nur zu wollen!, ruft Marie.
– So einfach ist das nicht. Magersucht ist, wie der Name schon sagt, eine Sucht. Das bedeutet, dass Marnis Verstand plötzlich falsch programmiert ist. Sie kann nicht mehr normal denken, jedenfalls nicht über Dinge, die mit ihrem Körper oder mit Essen zu tun haben. Auch wenn ihr klar sein müsste, dass sie sich durch ihr Verhalten schadet und womöglich umbringt.

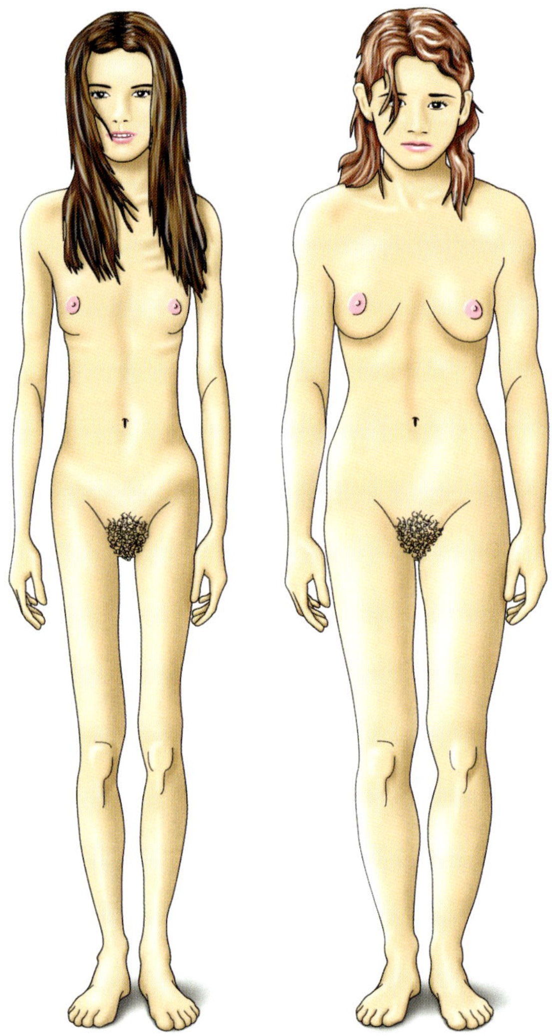

Magersüchtige Mädchen – und Jungen – haben panische Angst, zu dick zu sein, und hungern, bis sie nur noch Haut und Knochen sind. Sie erkennen nicht mehr, dass sie sich damit schweren Schaden zufügen, oft für immer. Sie sind krank an Körper und Seele.

– Was heißt umbringen? Meinst du, dass sie absichtlich verhungern will?, fragt Julia fassungslos.
– In schlimmen Fällen merken die Magersüchtigen nicht, dass sie tatsächlich verhungern. Sie sind dann nur noch Haut und Knochen und auch ihre inneren Organe funktionieren nicht mehr richtig.
– So wie bei den afrikanischen Kindern, die nichts zu essen haben?, fragt Julia.
– Ja. Übrigens finde ich es gut, wenn ihr über diese Krankheit Bescheid wisst, damit ihr nicht auch in so eine schlimme Situation kommt. Am besten, wir überlegen uns mal, wie es bei Marni angefangen hat. Erinnert ihr euch, ob sie irgendwann mal gesagt hat, dass sie zu dick ist und abnehmen will?
– Ja, klar. Das sagen wir alle. Vor allem, wenn wir uns Modehefte anschauen oder GZSZ und solche Sendungen. Die Mädchen da sind echt superschlank.
– Du meinst dürr.
– Nein, wir finden, dass die toll aussehen. Aber Marni war ja völlig normal, überhaupt nicht zu dick, sagt Marie.
– Kennt ihr ihre Familie?
– Ja, ein bisschen. Ihre Mutter ist sehr nett. Sie kommt aus Frankreich. Marni heißt eigentlich Marie-Noelle. Ihr Vater ist, glaub ich, Architekt oder so was.
– Ich hab Marni ja nicht so oft gesehen. Hat jemand von euch öfter mit ihr geredet? Hatte sie Probleme?
– Ich weiß nicht, meint Sarah, aber sie hat manchmal gesagt, dass ihre Mutter verdammt ungerecht ist. Wenn sie mal eine Vier in Deutsch oder Englisch hatte, war gleich die Hölle los. Und wenn sie gute Noten geschrieben hat, dann hat das niemand groß beachtet. Das war dann selbstverständlich, hat sie erzählt. Und dass ihre kleine Schwester fürchterlich verwöhnt wird. Obwohl, ich glaube, so schlimm war das alles nicht und sie mag ihre Mutter auch sehr.
– Wenn man in eurem Alter ist, dann kann das Leben ganz schön schwierig sein. Oft fühlt man sich total unverstanden und einsam. Das brauch ich euch ja nicht zu erzählen.
– Du hast Recht, seufzt Julia. Ich wäre am liebsten schon achtzehn, damit mir niemand mehr vorschreiben kann, was ich tun soll. Aber warum hat Marni nichts mehr gegessen?

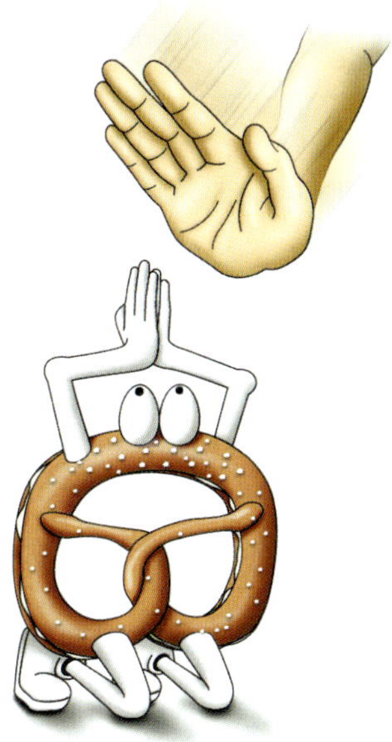

– Genau weiß ich das natürlich nicht. Aber ich vermute mal, sie hat sich zunächst einfach unglücklich gefühlt. Vielleicht wird sie in ihrer Klasse nicht so gemocht wie andere Mädchen, vielleicht hat irgendjemand mal was Blödes über ihre Figur gesagt. Da fand sie sich auf einmal hässlich und hat beschlossen abzunehmen.
– Aber sie ist doch nicht hässlich!
– Natürlich nicht. Sie hat sich aber so gefühlt. Dann hat sie die ersten paar Kilo weggehungert und prompt ging es ihr viel besser. Sie hat dadurch plötzlich das Gefühl bekommen, selbstständig und stark zu sein.
– Das versteh ich nicht, sagt Marie. Was hat das Abnehmen mit Selbstständigkeit zu tun?
– So erzählen es Magersüchtige, die die Krankheit überwunden haben. Man fühlt sich stark, weil man endlich Macht hat, Macht über den Hunger, Macht über den eigenen Körper.
Der Rest geht dann oft ganz schnell. Die Mädchen essen nichts oder nur ganz wenig. Wenn sie mal mehr essen, stecken sie den Finger in den Hals und brechen alles wieder aus. Dazu kommt dann viel Sport, joggen, reiten und so. Nach kurzer Zeit kann man gar nicht mehr richtig essen, selbst wenn man es will. Das normale Programm im Gehirn – Hunger, Essen, Trinken, Sattsein – funktioniert nicht mehr. Aus einem normalen Mädchen ist eine Kranke geworden, mit krankem Körper und mit kranker Seele.
– Was hätten wir denn tun können?
– Wahrscheinlich wenig. Wenn Marnis Eltern die Gefahr rechtzeitig erkannt hätten, wären sie mit ihr sicher zu einem Arzt gegangen und man hätte sie früher behandeln können. Aber sie hat wohl auch ihre Eltern getäuscht. Darf ich euch zwei ganz wichtige Ratschläge geben?
– Was für Ratschläge?
– Versprecht mir, dass ihr keine Diät macht. Absolut keine, egal welche. Diäten sind ohnehin der größte Blödsinn, weil man zuerst vielleicht abnimmt, aber genauso schnell wieder zunimmt.
– Aber wenn man wirklich zu dick ist? So wie die Melanie in unserer Klasse?
– Dann sollte man sich anders ernähren. Gemüse, Obst, Vollkornbrot, wenig Süßigkeiten, wenig Kuchen, keine Chips, keine fetten Soßen, Mineralwasser statt Limonade, Buttermilch statt normaler Milch usw. Damit kann man das Gewicht gut runter-

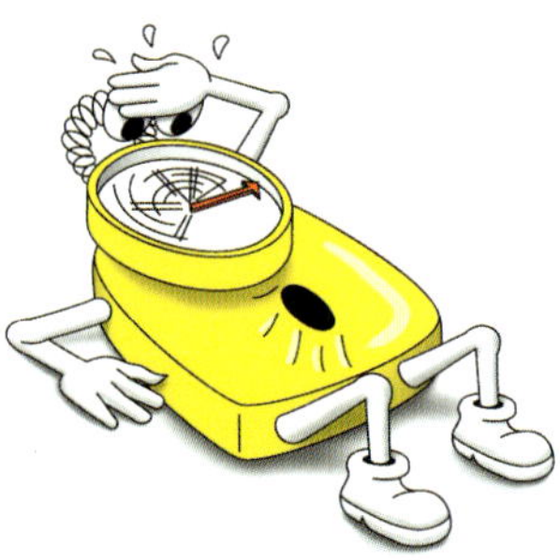

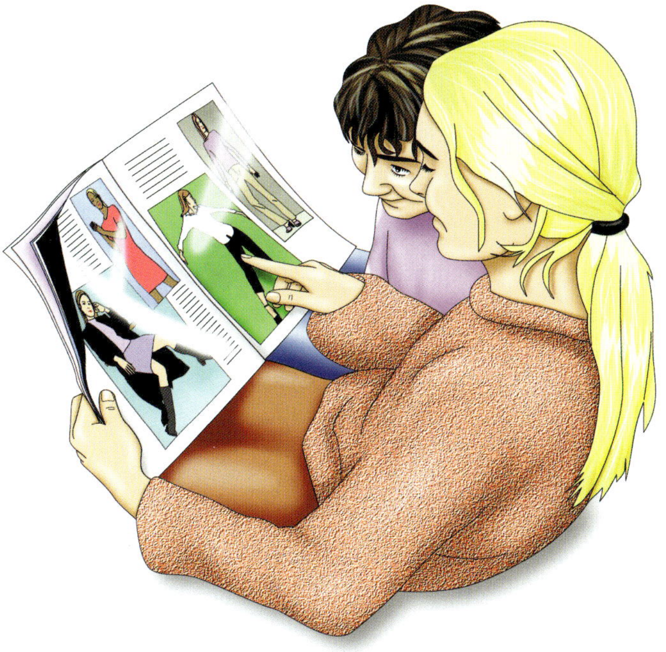

kriegen, wenn auch langsam. Aber bloß nicht fasten! Wenn man nämlich zu wenig isst, kann man leicht in eine Magersucht hineinrutschen.
– Und was ist das andere, was du uns sagen wolltest?
– Wenn ihr euch schlecht fühlt, wenn ihr unglücklich seid, sucht euch jemanden, mit dem ihr reden könnt. Fresst euren Kummer nicht in euch rein. Wenn ihr nicht mit euren Eltern sprechen wollt, und oft will man das in eurem Alter nicht, dann vielleicht mit einer netten Lehrerin oder einer Nachbarin.
– Oder einer Freundin, sagt Marie leise.
– Ja, eben!, ruft Julia. Warum hat sie denn nicht mit uns geredet! Wieder schießen ihr Tränen in die Augen.
– Muss sie denn sterben?
– Nein, das glaub ich nicht. Ich bin überzeugt, dass auch Marni wieder gesund wird, wie so viele andere, die diese Krankheit hatten.
– Dürfen wir sie besuchen?, fragt Sarah.
– Da müsst ihr in der Klinik anrufen. Wahrscheinlich erlauben sie es nicht gleich, sondern erst in einigen Tagen.
– Was sollen wir ihr denn sagen, wenn wir bei ihr sind?
– Sagt ihr einfach das, was ihr denkt und fühlt.
– Dass wir sie lieb haben und dass sie schnell gesund werden muss, sagt Julia.
– Und dass alle auf sie warten, ergänzt Marie. Auch die Pferde.

Fangt bloß nicht an zu fasten, um den dünnen Models in den Magazinen ähnlich zu werden! Fasten bringt nichts und kann gefährlich werden. Wenn ihr unbedingt ein wenig schlanker werden wollt, esst Obst, Salat und Gemüse und macht viel Sport.

Meine Haut muss schöner werden

Akne und andere Probleme mit Haut und Haaren

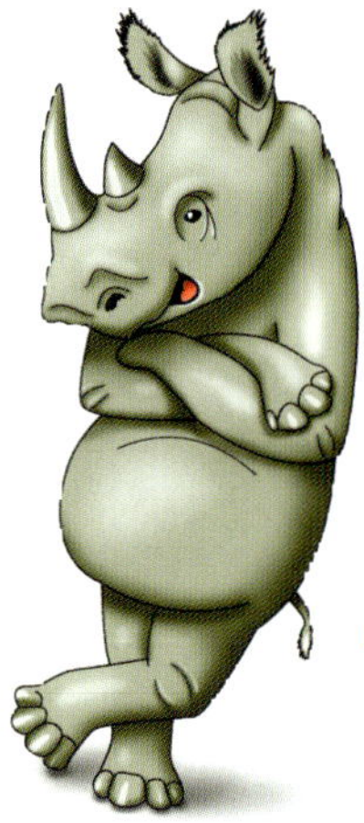

Julia, bitte! Kratz nicht immer in deinem hübschen Gesicht herum!
– Schon gut! Sie seufzt. Manchmal nervst du noch schlimmer als die Mama.
– Wir wollen eben beide nicht, dass dein Gesicht später voller Narben ist. Jetzt mach mal deine Hausaufgaben zu Ende. Wenn du magst, kannst du später zu mir rüberkommen. Dann erklär ich dir, warum man in deinem Alter Pickel kriegt und was man dagegen tun kann.

Sie hat auch Manuel mitgebracht. Mit gutem Grund, denn auf Manuels Stirn und Wangen zeigen sich ebenfalls rote Stellen und kleine Pusteln.
– Warum kriegt man überhaupt so was Blödes?, fragt Julia.
– Akne, meinst du? Das hat was mit dem Erwachsenwerden zu tun. Und mit den Besonderheiten der Haut. Wartet, ich hole nur Stifte und Papier. Dann zeichne ich euch das alles mal auf.
Ihr müsst euch vorstellen, das ist ein Querschnitt der Haut, so als würde ich senkrecht hineinschneiden. Also, die Haut hat drei Schichten und sieht ungefähr so aus: Die oberste Schicht ist unser Schutzpanzer. Sie besteht aus widerstandsfähigen Hornzellen. Diese Zellen bilden sich dauernd neu, wachsen langsam zur Oberfläche hin und werden dann nach einiger Zeit als Schuppen abgestoßen.
– Wir haben Hornzellen?, sagt Julia. Ich bin doch kein Nashorn.
– Nein? Meinst du nicht, du siehst einem Nashorn etwas ähnlich? Mit dem kleinen Pickel-Horn auf der Nase?
– Julia muss lachen: Du bist vielleicht gemein!
– Entschuldige. Wovor, meint ihr, muss uns dieser Hornpanzer schützen?

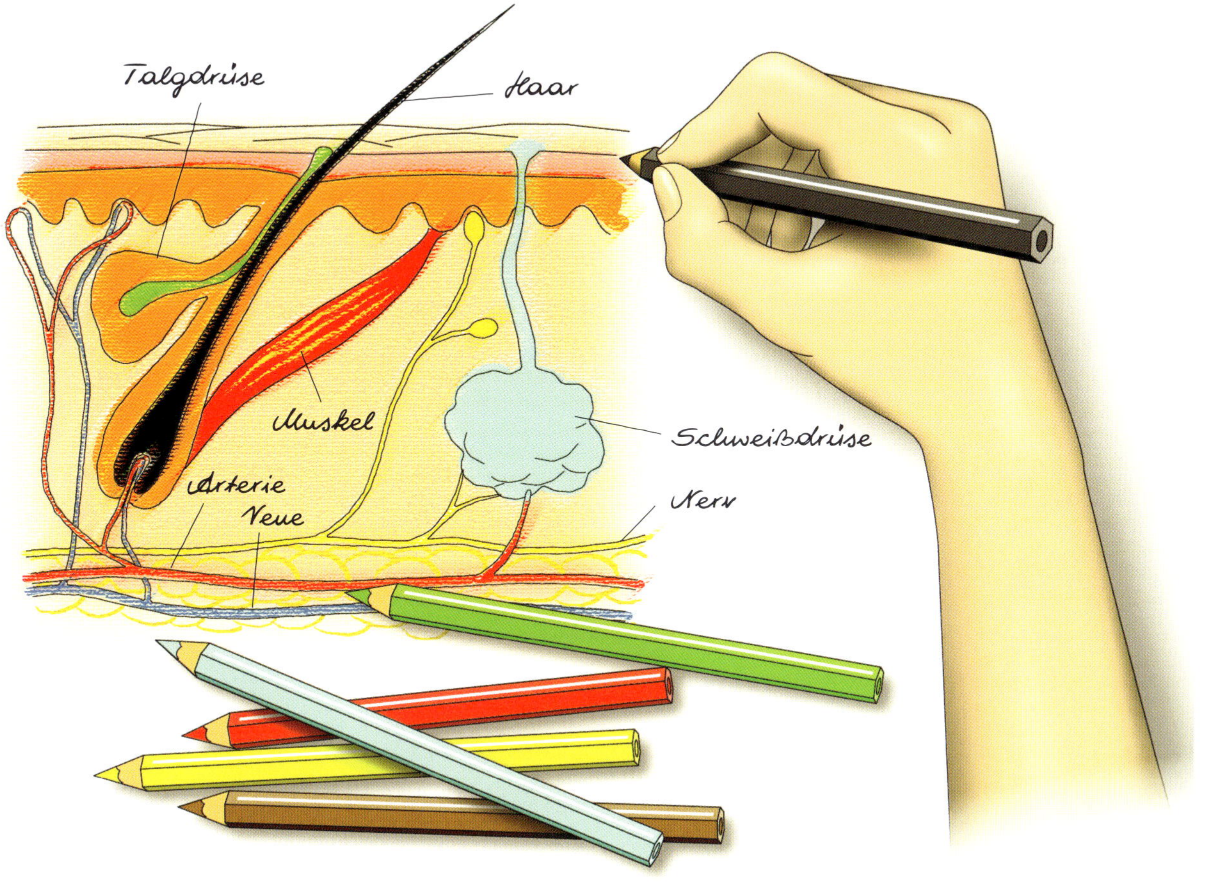

So sieht die Haut im Querschnitt aus. Oben eine Schicht von Hornzellen, die vor Nässe und vor dem Austrocknen schützt. Darunter die Schweißdrüsen, Blutgefäße, die Nerven und die Wurzeln der Haare.

– Vor Nässe, schlägt Manuel vor.
– Ja. Wovor noch?
– Vor dem Austrocknen, überhaupt vor der Luft und der Sonne, ergänzt Julia.
– Richtig. Diese Hautschicht bildet auch die kleinen braunen Farbstoff-Kügelchen, das Melanin, das die Haut bräunt, wenn ihr in die Sonne geht. Damit hat man einen weiteren Schutz.
So, das hier ist die nächste Schicht. Was zeichne ich da gerade?
Julia überlegt.
– Eine Rübe und dann ein langer Mauseschwanz dran? Hey, ich weiß, was das ist! Das soll ein Haar sein, oder?
– Genau. Die »Rübe« ist die Wurzel, aus der das Haar herauswächst. Wenn du deinen Arm mal gegen das Licht hältst, dann wirst du sehen, dass auch da, wo deine Haut scheinbar nackt ist, winzige Härchen wie ein Flaum zu sehen sind. Weiter: Jetzt zeichne ich eine Schweißdrüse, die Feuchtigkeit an die Hautoberfläche abgibt.

– Also wenn man schwitzt?, fragt Manuel.
– Ja. Damit reguliert die Haut auch die Körpertemperatur. Hier kommen noch die Blutgefäße und die Nerven hin. Wozu brauchen wir die wohl?
– Das Blut muss die Haut ernähren.
– Ja. Und die Nerven?
– Die brauch ich, damit ich spüre, wenn mich was sticht, sagt Julia, oder wenn das Wasser in der Badewanne zu heiß ist.
– Mach mal die Augen zu. Ich nehme jetzt deine Hand und führe sie an verschiedene Gegenstände und du sagst mir immer, was du anfasst.
– Papier. – Einen Stift. – Holz, einen Tisch. – Eine Brille. – Was soll das denn sein – eine Nase?, kichert sie.
– Welche Nase?
– Ich glaube, die von Manuel. Sie blinzelt. Hey, erraten!
– Nicht erraten, erfühlt! Du hast einen feinen Tastsinn und den verdankst du den tausenden von kleinen Nerven, die in deiner Haut liegen.

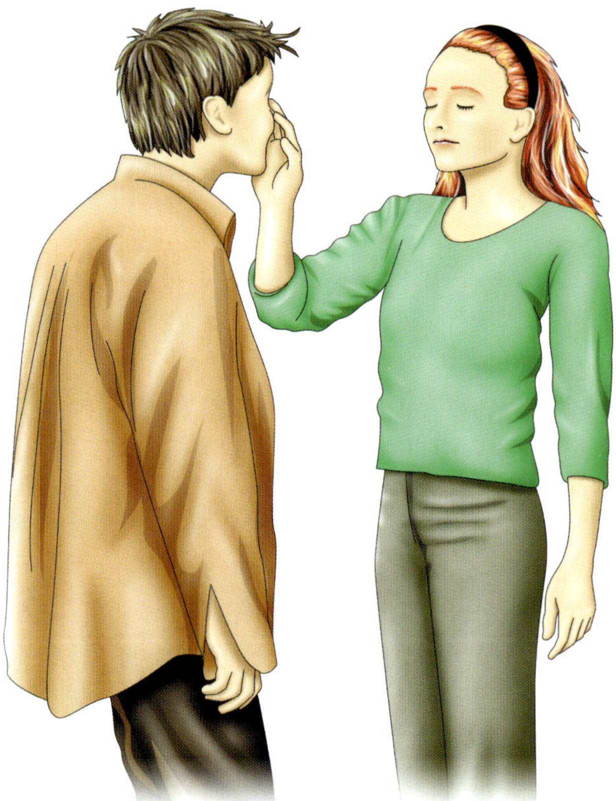

Dein Tastsinn entsteht durch viele feine Nervenenden, die in der Haut liegen. Du kannst damit nicht nur Kälte und Wärme, sondern auch die Form und das Material von Dingen erfühlen. In den Fingern und in der Zungenspitze sind die Nervenfühler besonders zahlreich.

Auf unserer Zeichnung fehlt noch das, was euch derzeit Kummer macht. Hier, an den Stellen, wo die Haare nach oben wachsen, male ich jetzt noch kleine Säckchen hin. Das sind die Talgdrüsen, die Fett produzieren. Normalerweise bilden sie gerade so viel Fett, dass die Haut weich und geschmeidig bleibt, nicht mehr. Jetzt kommt das Problem. Ich nehme an, ihr wisst, dass euer Körper mit Beginn der Pubertät jede Menge Hormone erzeugt und im Blut herumschickt. Dadurch wachsen bei den Jungen die Hoden und bei den Mädchen der Busen. Die Talgdrüsen kriegen auch solche Hormone ab und beginnen wie wild, Fett zu produzieren.

– Ach so, sagt Julia, jetzt kapier ich, warum meine Haare in letzter Zeit so schnell fettig werden!

– Wenn es zu viel ist, verstopfen die kleinen Kanäle, aus denen das Fett an die Oberfläche der Haut kommt. Als Nächstes bilden sich richtige Stöpsel aus Hornzellen, die Mitesser.

– Igitt, sagt Manuel.

– Wenn das passiert, kann die kleine Drüse überhaupt nichts mehr nach außen schaffen, auch nicht die Bakterien, die überall an der Hautoberfläche herumlungern. Sie wird prall und entzündet sich. So entstehen die Akne-Pickel.

– Bei uns ist einer in der Klasse, sagt Manuel, der ist schon 14, der hat das ganz schlimm. Aber nicht nur im Gesicht, sondern auch am Rücken. Was kann man denn dagegen tun?

– Eigentlich sehr viel. Wichtig ist erst mal, dass ihr nicht kratzt. Wenn ihr die Pickel nämlich aufkratzt, dann verletzt ihr die tieferen Schichten der Haut und das kann bleibende Narben geben. Mit dem Kratzen verteilt ihr außerdem die Bakterien und den Eiter im Gesicht und dadurch entstehen wieder neue Pickel.

– Aber das ist so ein blödes Gefühl und außerdem juckt es wie verrückt, sagt Julia.

– Wir können nachher in die Apotheke gehen und ich besorge euch eine Flüssigkeit, die ihr morgens und abends auf die Stellen auftragen könnt. Dann heilen sie schneller ab und jucken nicht so stark. Womit wascht ihr euch eigentlich?

– Mit ganz normaler Seife, sagt Manuel.

– Ich mit so einem Gel, das mir die Mama gegeben hat, meint Julia.

– Es gibt ganz milde Spezialseifen, die auch gegen Bakterien

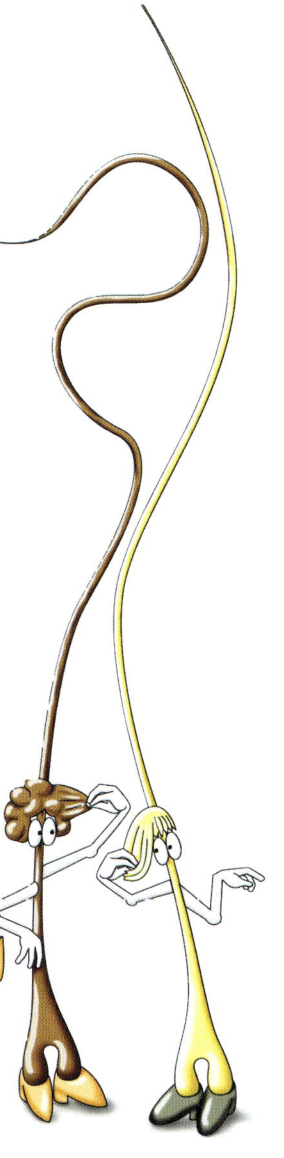

wirken. Die kriegen wir auch in der Apotheke. Wenn es trotzdem schlimmer wird, dann sollte man zu einem Hautarzt gehen, der die Stellen regelmäßig behandelt. Der Freund, von dem du erzählt hast, Manuel, müsste das auf alle Fälle tun, damit seine Akne nicht noch schlimmer wird. Wahrscheinlich gibt ihm der Arzt dann zusätzlich Medikamente zum Einnehmen, Antibiotika, die die Haut von innen her heilen.
– Stimmt das eigentlich, fragt Manuel, dass man keine Schokolade und keine anderen süßen oder fetten Sachen essen soll?
– Früher hat man gedacht, dass das gegen Akne hilft. Das stimmt aber nicht. Trotzdem ist es natürlich gut, wenn man viel Obst und Gemüse isst.

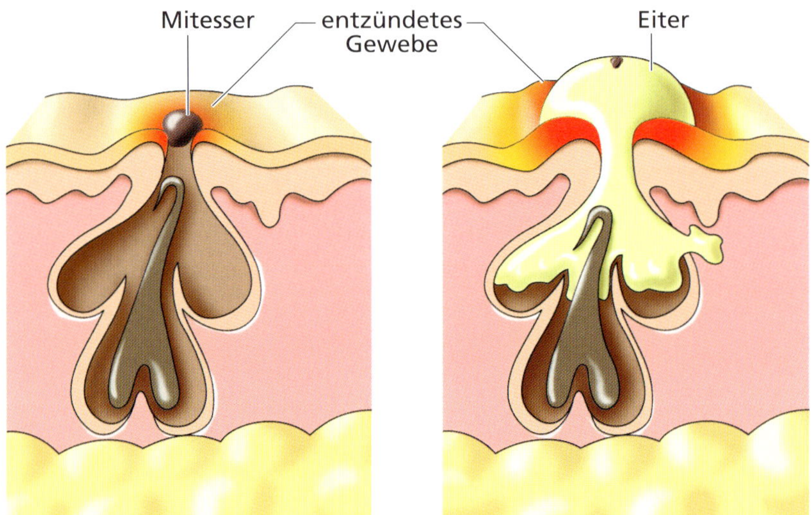

Pickel hat fast jeder Jugendliche, weil die kleinen Hautdrüsen in diesem Alter zu viel Talg produzieren. Wenn der Ausgang der Drüse durch einen Mitesser verschlossen ist, bildet sich darunter Eiter und so entsteht schließlich eine Aknepustel.

– Das ist immer gut, oder? Julia lacht.
– Wenn du älter bist, Julia, und dann immer noch Pickel hast, kann dir euer Hausarzt auch eine bestimmte Antibaby-Pille verschreiben, die deine Hormone reguliert. Überhaupt kommen die Hormone in den meisten Fällen im Lauf der nächsten Jahre ins Gleichgewicht und dann hört das mit der unreinen Haut von selber auf. Aber ich verstehe gut, dass man in eurem Alter unter Akne sehr leidet. Gerade jetzt wollt ihr doch toll aussehen, stimmt's?
Julia und Manuel schauen sich kurz an und werden beide ein bisschen rot.
– Kann ich dich noch ein paar andere Sachen fragen?, lenkt sie ab.
– Ja klar. Moment, ich will erst noch die dritte Hautschicht auf-

zeichnen. Hier in der Tiefe gibt es ganz viele Fettzellen, die man das Unterhaut-Fettgewebe nennt. Es dient als Isolierschicht gegen die Kälte. Die Blutgefäße, die hier durchlaufen, helfen auch beim Temperaturausgleich. Wenn es draußen heiß ist, werden sie ganz weit und geben viel Wärme nach außen ab. Wenn es kalt ist, ziehen sie sich zusammen, damit das Blut nicht abkühlt. Was wolltest du noch fragen, Julia?

– Woraus bestehen eigentlich Haare?

– Hauptsächlich aus Horn. Im Innern haben sie einen Kanal, die »Markschicht«, außen ein dünnes Häutchen. Die Haarfarbe entsteht durch bestimmte Stoffe – Pigmente – in der Hornschicht.

– Stimmt es eigentlich, will Manuel wissen, dass einem die Haare zu Berge stehen können?

– Glaub ich nicht, sagt Julia, das sagt man nur so.

– Doch, das gibt es wirklich. An die Haarwurzeln sind winzige Muskeln angeschlossen. Wenn du dich plötzlich furchtbar gruselst, ziehen sich die Muskeln zusammen und die Haare stellen sich steil auf. Auf ähnliche Weise kriegst du auch eine »Gänsehaut«.

– Witzig, findet Julia.

– Haare sind überhaupt interessant. Sie wachsen am Tag ungefähr einen halben Millimeter, und da der Körper Mineralien und alle möglichen anderen Stoffe in die Haare einbaut, kann man an ihnen ablesen, was zu einem bestimmten Zeitpunkt im Körper los war. Wie in einem Kalender oder einem Tagebuch. Deshalb kann man zum Beispiel in den Haaren nachweisen, ob und wann jemand Drogen genommen hat.

So, wie wär's? Wollen wir jetzt in die Apotheke gehen? Damit Julia ihr Nashorn möglichst schnell wieder los wird?

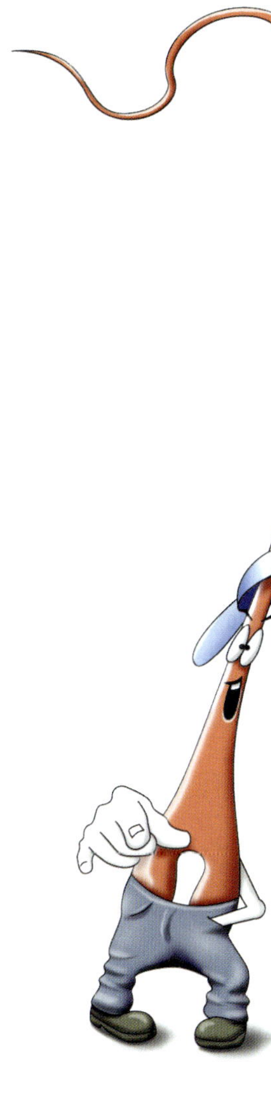

Passt gut auf eure Haut auf! Vor allem müsst ihr sie vor der Sonne schützen. Ein Sonnenbrand ist nicht harmlos. Die Strahlen dringen nämlich tief in die Haut ein und schädigen dort die feinen Blutgefäße und die Schicht, aus der immer wieder neue Zellen wachsen sollen. Das bedeutet, dass man im schlimmsten Fall Hautkrebs kriegt. Deshalb: gut eincremen mit Sonnenmitteln, die einen hohen Schutzfaktor haben, Hüte aufsetzen und in der Mittagszeit lieber in den Schatten gehen. Übrigens: die Sonne kann euch auch im Wasser erwischen, und zwar in eine Tiefe von 80 Zentimetern.

Erste Hilfe oder: Unser Turnlehrer wird wiederbelebt

Wie man im Ernstfall helfen kann

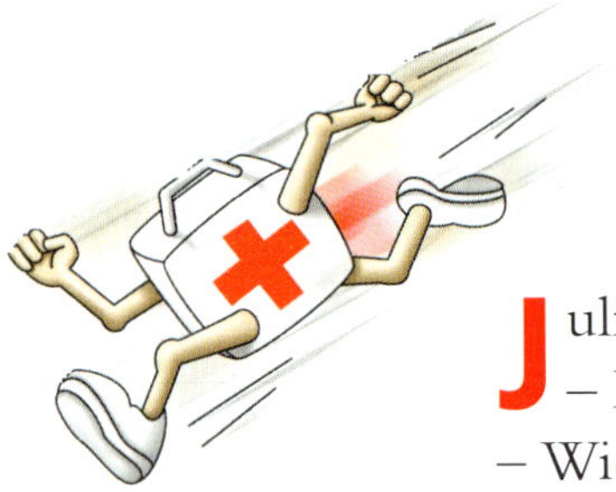

Julia kommt vergnügt nach Hause.
– Heute war es total lustig in der Schule.
– Wieso? Erzähl.
– Also: In den letzten beiden Stunden hätten wir Turnen gehabt. Das fiel aus. Dafür stand ein Ambulanz-Auto da und zwei Typen sollten uns zeigen, wie man bei Unfällen helfen kann.
– Du meinst zwei Rettungssanitäter.
– Ja. Zuerst haben sie einen kleinen Vortrag gehalten, was wichtig ist, wenn da jemand liegt, der verletzt ist oder ohnmächtig, und dann ...
– Was ist denn wichtig?
– Hmm, ob ich das noch weiß, weiß ich nicht.
– Versuch's mal. Es ist nämlich tatsächlich wichtig.
– Als Erstes hat er gesagt, wir sollten keine Angst haben, jemanden anzufassen, der bewusstlos ist, auch wenn es schlimm aussieht oder wenn es blutet. Dann soll man den Verletzten so hinlegen, dass er Luft bekommt und nicht erstickt.
– Richtig. Weißt du noch, wie man das macht?
– Na klar! Das war ja das Komische. Das erzähle ich aber später. Dann hat einer der Sanitäter was vom ABC erklärt.
– Du meinst die ABC-Maßnahmen?
– Ja. Ich hab mir aber nicht gemerkt, was das bedeutet.
– Pass auf: *A* steht für *A*temwege. Damit der Verletzte Luft, das heißt Sauerstoff erhält, müssen die Atemwege frei sein. Er darf also nichts im Mund haben, vor allem nicht, wenn er erbrochen hat. Bei älteren Menschen sollte man nachsehen – oder besser nachfühlen –, ob sie vielleicht ein Gebiss tragen. Das muss man in so einem Fall rausnehmen.
– Igitt! Klingt ziemlich eklig.

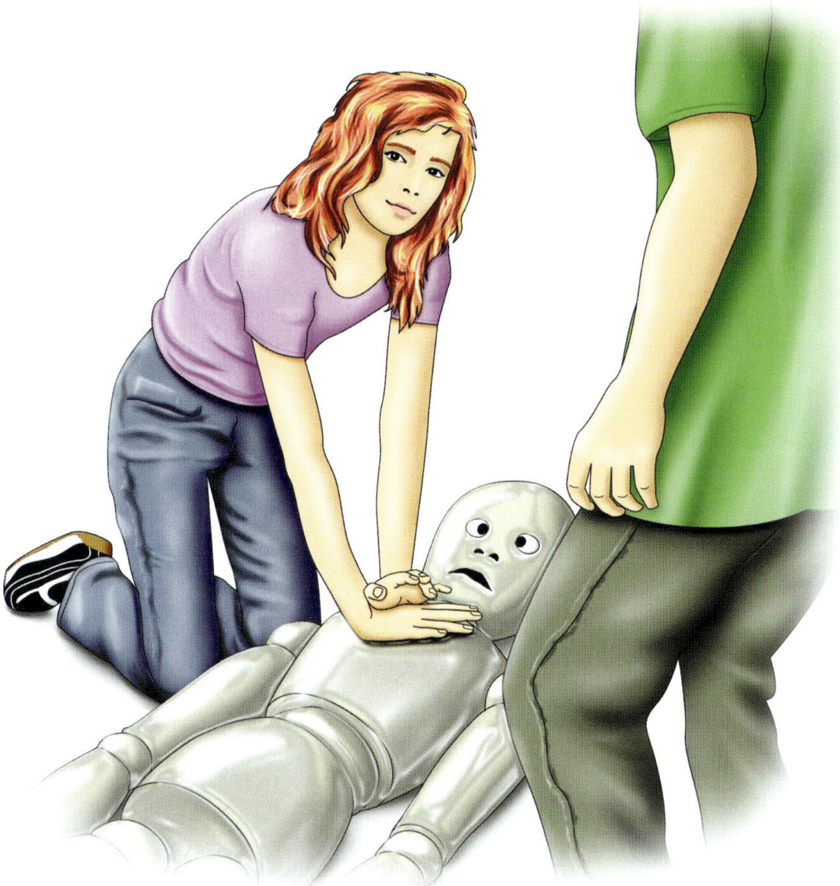

– Das stimmt. Menschen zu helfen ist nicht immer sehr appetitlich. Aber überleg mal, wenn es dich trifft oder deine Oma! Dann willst du ja auch nicht, dass jemand sagt: Igitt, die fass ich nicht an.
– Oder meinen Bruder oder Mama oder Papa. Na gut, da hast du Recht. Und was war das mit dem B?
– *B* steht für *B*eatmung. Wenn jemand so schwer verletzt ist, dass er von selbst nicht mehr atmen kann, muss man ihm künstlich Sauerstoff zuführen, notfalls durch eine Mund-zu-Mund-Beatmung. Der Helfer atmet ein und bläst die Luft in den Mund des Patienten. Er muss ihm dabei die Nase zuhalten und ihm den Kopf sehr weit nach hinten biegen, damit die Luftwege offen sind.
– Woher weiß ich denn, ob jemand noch selbst atmet oder nicht?
– Du schaust, ob der Brustkorb sich bewegt, und fühlst, ob ein leichter Luftzug aus seinem Mund kommt. Wenn keine Atmung mehr zu spüren ist, kommt es oft vor, dass auch das Herz nicht mehr schlägt.
– Ist man dann nicht schon tot?

Hier zeigt Julia an einer Puppe, wie man die Herzmassage bei einer Wiederbelebung macht. Fünfmal fest auf den Brustkorb drücken, dann einmal Luft in den Mund des Kranken blasen, dann wieder fünfmal Herzmassage und so weiter.

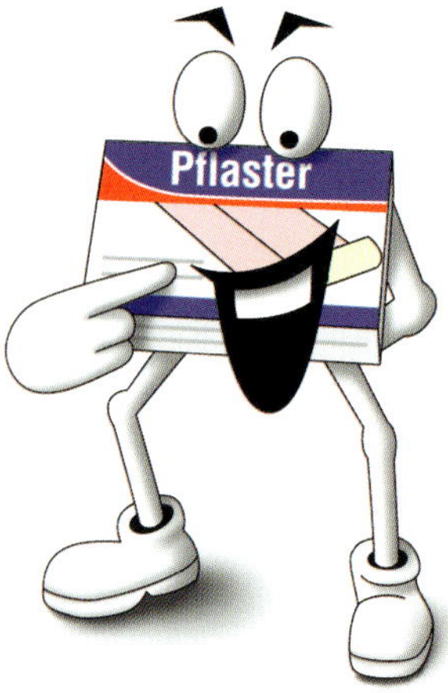

– Nein! Als Helfer hast du ungefähr vier Minuten Zeit, um den Kreislauf, also den Blutstrom im Körper, wieder in Gang zu setzen. Das ist eine ziemlich lange Zeit.
– Du meinst, mit Herzmassage?
– Richtig. Das ist das *C*. Der Kreislauf – auf Englisch »Circulation« – braucht eine Pumpe, damit das Blut fließen kann. Sobald die eigene Pumpe – das Herz – ausfällt, muss diese Kraft von außen kommen. Wenn du mit deinen Händen regelmäßig und kräftig direkt über dem Herz auf die Brust drückst, dann presst du es damit zusammen und es funktioniert weiter als Pumpe. Oft fängt das Herz durch diesen Druck von außen auch wieder an, normal zu schlagen.
Julia kichert.
– Genau das haben wir gemacht. Die Sanitäter haben eine Puppe aus Plastik und Gummi auf den Boden gelegt. An der durften wir »Wiederbelebung« üben. Einer hielt der Puppe die Nase zu und blies Luft in ihren Mund, der andere musste mit gestreckten Armen fest auf den Brustkorb drücken. Du weißt ja – fünfmal drücken, einmal Luft hineinblasen. Und jetzt kommt's: Ich weiß nicht, ob du den Oliver kennst, das ist der Größte und Stärkste in unserer Klasse. Und ganz schön brutal. Jedenfalls hat der die Puppe mit voller Kraft bearbeitet. Danach hat ihm der Sanitäter die Hand hingestreckt und gesagt: »Gratuliere dir. Das hast du toll gemacht. Allerdings ist dein Patient jetzt wahrscheinlich tot. Du hast ihm nämlich sämtliche Rippen gebrochen.«
– Oh, oh.

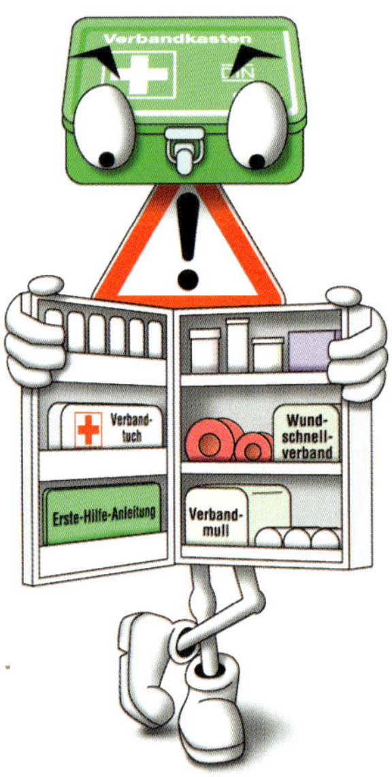

– Der Oliver bekam dunkelrote Ohren und wir haben so gelacht! Dann mussten wir noch üben, wie man jemanden richtig hinlegt in dieser Seitenhaltung oder wie das heißt.
– Stabile Seitenlagerung.
– Genau. Den Kranken auf die Seite legen, das obere Bein ganz ausgestreckt, das untere hochgezogen, unterer Arm nach hinten, oberer Arm nach oben.
– Richtig.
– Du kennst doch Herrn Altmeister.
– Euren schönen Turnlehrer?
– Schön? Na ja. Jedenfalls, an dem durften wir diese Lagerung ausprobieren. Er hat sich hingelegt, die Augen zugemacht und mit so puddingweichen Armen und Beinen ohnmächtig gespielt.

– Und ihr bösen Mädchen habt ihn gequält.
– Nein, nicht gequält. Aber die Sabine konnte sich nicht beherrschen und hat ihn heimlich gekitzelt. Er hat geschrien, ist aufgesprungen und vor uns weggelaufen.
Julia hopst jetzt selbst herum vor Vergnügen.
– Wir haben gesagt: Entschuldigung, wir wollten Sie doch nur wiederbeleben! – Leider hab ich jetzt Bauchweh. Vom vielen Lachen.
Dann wird sie ernster.
– Erste Hilfe macht echt Spaß. Sag mal, meinst du, ich soll einen richtigen Kurs machen? Die Sanitäter haben uns das angeboten.
– Würde ich machen. Es ist großartig, wenn man im Notfall wirklich jemandem helfen kann.

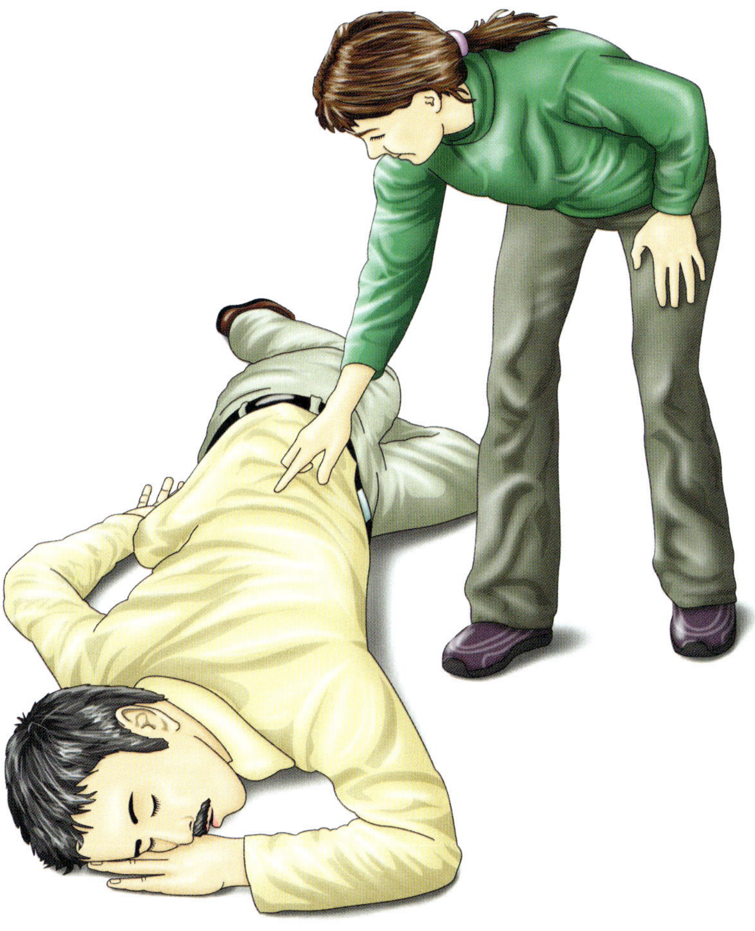

Ohnmächtige muss man auf die Seite legen, damit sie nicht ersticken können. Der Mann hier zeigt, wie eine »stabile Seitenlagerung« aussieht. Hey, kitzeln gehört nun wirklich nicht zur ersten Hilfe!

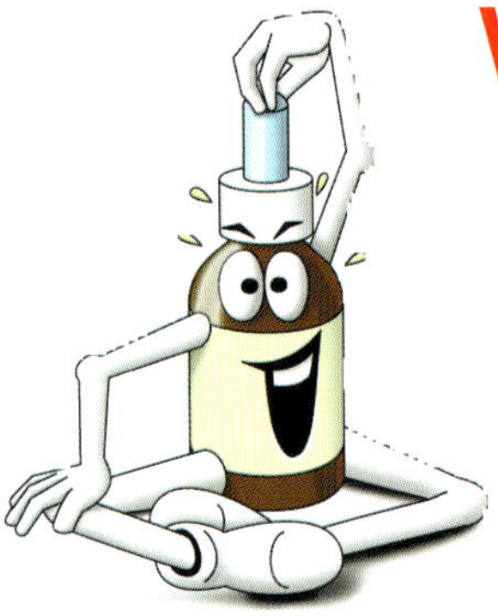

Wieso weiß die Tablette, wo es mir wehtut?

Tropfen, Pillen, Zäpfchen und ihre Wirkungen

Benni hat es erwischt. Er liegt mit Fieber, Kopfweh, Gliederschmerzen und Halskratzen im Bett. Wir haben ihm einen kalten Waschlappen auf die Stirn gelegt und feuchte Handtücher um die Waden gewickelt, damit das hohe Fieber etwas runtergeht.
– Gleich kriegst du noch einen Umschlag um den Hals und heiße Milch mit Honig zum Trinken. Und ausnahmsweise eine Tablette oder ein Zäpfchen gegen das Kopfweh.
– Bloß kein Zäpfchen, krächzt er. Die hasse ich.
– Okay, dann eben eine Tablette. Sind in deiner Klasse zur Zeit viele krank?
– Jede Menge.
– Dann ist ja klar, wo du dich angesteckt hast. Julia, holst du mal ein Glas Wasser?
Benni schluckt brav die Tablette und sagt, er sei müde und wolle jetzt schlafen.

– Warum hast du gesagt, Benni kriegt ausnahmsweise eine Tablette?, fragt Julia.
Wir sitzen in der Küche und trinken Tee. Goran, der Benni gerade die Hausaufgaben gebracht hat, ist auch dabei.
– Weil man nicht beim kleinsten Schmerz gleich Medikamente einnehmen soll. Meistens geht er ohnehin von selber weg. Aber deinem Bruder geht's echt nicht so gut.
– Wieso weiß die Tablette eigentlich, dass Bennis Kopf wehtut? Und wie kommt sie da hin?, will Julia wissen.
– Die Tablette weiß zunächst mal gar nichts. Außer dass sie jetzt im Magen ist und sich gleich auflösen wird. Danach schlüpfen ihre winzigen Teilchen durch die Magenwände ins Blut. Willst du die Tablette begleiten? Dann kannst du auch sehen, was sie mit Bennis Kopfweh macht.

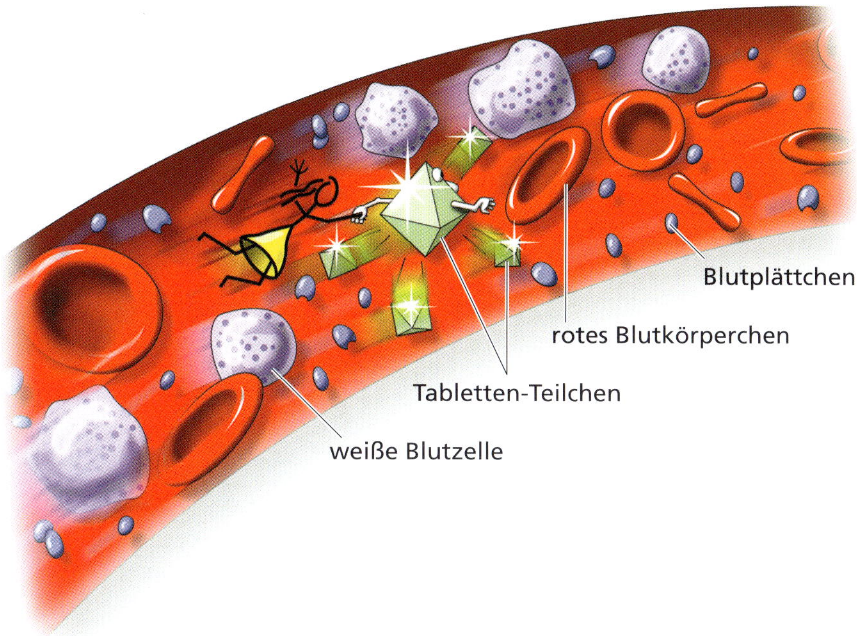

Julia lacht. Sie liebt diese Spiele.
– Gute Idee. Kommst du mit, Goran? Los, wir lassen uns in Bennis Körper zaubern.
– Nö, sagt Goran, ich bleib da.
– Ich denke, ich beame dich in ein Blutgefäß in der Magenwand. Wenn die Tablettenteilchen durchgeschlüpft kommen, hängst du dich an eins dran. Okay? Es geht los: Du wirst kleiner, immer kleiner, jetzt kann ich dich schon nicht mehr sehen – Beamer an!
– Hilfe, ruft Julia, ich seh nichts mehr! Schwimm ich denn wieder im Blutstrom?
– Ja. Und neben dir schwimmt ein Stückchen der Tablette, ein weißes Kristall, das dich jetzt an die Hand nimmt.
– Wo schwimmen wir denn hin?
– Zunächst mal in die Leber. Dort werdet ihr von den Zellen geprüft. Sie wachen darüber, dass möglichst nichts Schädliches weiter in den Körper wandert.
– Und dann?
– Dann seid ihr wieder in einem Blutgefäß. Aber schau mal! Dein Reisebegleiter scheint sich aufzulösen! Immer mehr Kristallstückchen fliegen von ihm weg und verschwinden im roten Blutstrom ...
Goran lächelt überlegen.
– Du willst sagen, dass das Mittel im Blut verdünnt wird, stimmt's?

Wenn du eine Tablette geschluckt hast, löst sie sich in kleine Kristalle auf und geht durch den Magen ins Blut. Dann wird die Medizin durch den Blutstrom im Körper verteilt.

– Sei still, Goran, schimpft Julia, verdirb uns nicht unser Spiel!
– Okay, schon gut, sagt er. Wie geht's weiter?
– Den Blutkreislauf kennt ihr ja jetzt schon. Von der Leber treibst du durch das Herz in die Lunge . . .
– . . . und dann wieder durch die linke Seite des Herzens in die große Schlagader, richtig?, fragt Julia.
– Genau. Und jetzt schwimmt ihr in einem anderen Blutgefäß in Richtung von Bennis Kopf. Was, denkst du, tut dem Benni so weh?
– Der Kopf.
– Ja schon, aber wodurch spürt man den Schmerz?
– Ach so, ich versteh, was du meinst, sagt Julia. Durch die Nerven.
– Ja. Immer da, wo sich Krankheitserreger, zum Beispiel Viren, in das Gewebe geschlichen haben, liegen auch Nervenfühler. Die melden: Aua! Alles geschwollen und entzündet! Diese Meldungen erreichen das Gehirn. Dadurch fühlt man Schmerzen und weiß, dass etwas nicht stimmt. Manchmal sind auch die Nerven selbst entzündet. Das tut dann besonders weh.
So, du und der Kristall, ihr seid jetzt genau da angekommen, wo die Viren die Zellen krank gemacht haben. Und jetzt passiert etwas Tolles: Dein Kristall öffnet sich und aus seinem Innern steigt die eigentliche Medizin. Sie berührt die kranken Zellen und überall, wo sie hinkommt, verschwindet die Entzündung. Schau dich mal um: Inzwischen sind noch mehr Kristallbehälter bei den Zellen gelandet. Ich glaube, dass es Benni bald besser gehen wird. So, jetzt beame ich dich zurück.

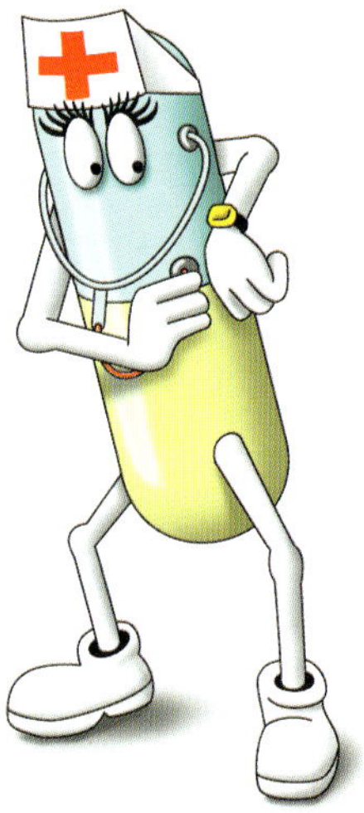

– Da bin ich wieder, lacht Julia. Aber sie ist noch nicht zufrieden.
– Ich versteh immer noch nicht, wie die Medizin die kranken Zellen findet.
– Die Medizin kommt mit dem Blut in den ganzen Körper. Wirken kann sie aber nur da, wo etwas nicht in Ordnung ist. Das heißt, das stimmt nicht ganz. Es gibt immer auch die so genannten »Nebenwirkungen«. Das ist der Einfluss, den ein Medikament auf gesunde Zellen hat. Zum Beispiel bekommen manche Leute von bestimmten Tabletten Magenweh.
– Meine Mama hat mal einen Ausschlag gekriegt, weil sie ein Mittel nicht vertragen hat, sagt Goran.
– Das ist sogar ziemlich häufig. Ihr wisst doch, dass Medikamente auch gefährlich sein können, besonders wenn man zu viel von

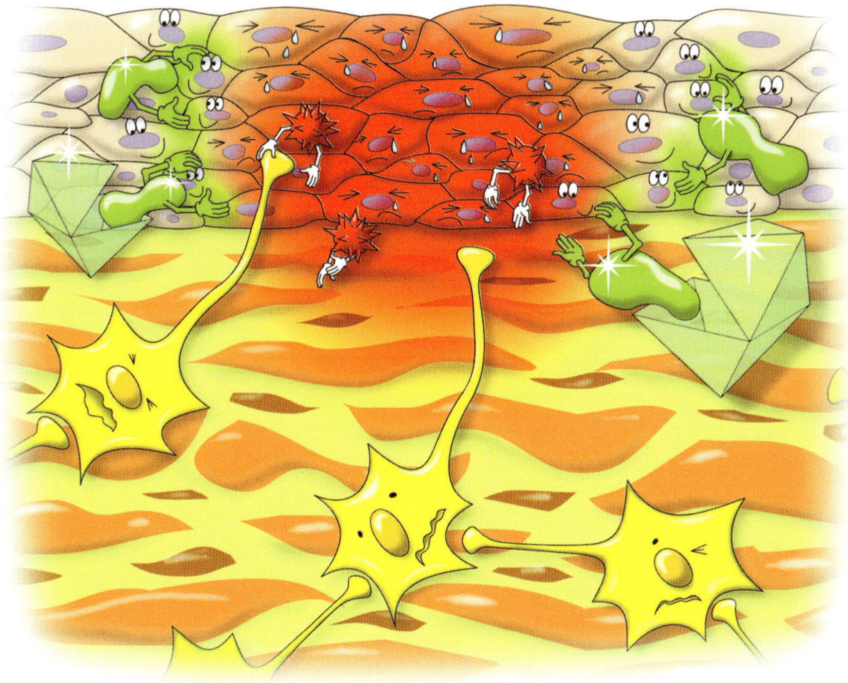

ihnen nimmt. Dann verwandeln sich die heilenden Mittel unter Umständen in Gift.

– Klar, sagt Julia. Im Fernsehen heißt es doch immer: »Fragen Sie Ihren Arzt oder Apotheker!«

– Richtig.

– Was wär denn gewesen, meint sie, wenn du Benni ein Zäpfchen statt der Tablette gegeben hättest?

– Überleg mal selber!

– Dann wärst du in Bennis Arsch gebeamt worden!, feixt Goran.

– Blödmann! Julia wirft ihm einen vernichtenden Blick zu, aber sie muss selber lachen.

– Die Medizin ist auch im Zäpfchen, stimmt's?, fragt sie. Dann löst sich eben das Zäpfchen auf anstatt der Tablette. Wie kommt das Mittel aber vom Po ins Blut?

– Auf die gleiche Weise wie aus dem Magen. Es schlüpft durch die Wand des Darms. Fällt euch noch eine Methode ein, wie man Medikamente in den Körper transportieren kann?

– Tropfen, schlägt Goran vor.

– Ja. Was noch?

– Saft. Oder Spritzen! Julia verzieht das Gesicht.

Aua!, melden die Nervenzellen, wenn böse Viren in den Körper eingefallen sind. Aua, alles geschwollen und entzündet! Dann habt ihr Kopfweh, Halsweh und Gliederschmerzen! Aber schon sind die Tabletteilchen angekommen und beginnen, die kranken Zellen zu heilen.

– Stimmt. Und dann gibt's noch die Sprays, mit denen man ein Mittel in die Nase oder in den Mund sprühen kann und die man einatmet. Außerdem gibt's Salben und Cremes, bei denen der Wirkstoff über die Haut aufgenommen wird.
– Besser, man bleibt gesund, seufzt Goran. Meine Großmutter hat mir erzählt, dass es bei ihr zu Hause, in Kroatien, früher Leute gegeben hat, die einen mit Pflanzen und Erde und so Zeug gesund machen konnten.
– Das war hier genauso. Und ganz früher gab es Hexen und Medizinmänner, die angeblich Krankheiten geheilt haben. Aber inzwischen geht man besser zum Arzt. Der behandelt Erkältungskrankheiten übrigens auch gern mit Pflanzenstoffen, mit Lindenblütentee, Kamille und anderen Naturmitteln.
– So wie du, sagt Julia.
– Wisst ihr, wer ein toller Arzt ist?
– Wer?
– Euer eigener Körper.
– Was? Wieso das denn?, fragt Goran.
– Euer Körper will, dass ihr gesund seid. Und wenn ihr eine Verletzung habt oder krank seid, dann setzt er seine starken Heilungskräfte ein, um möglichst schnell alles wieder in Ordnung zu bringen. Ihr müsst ihm dabei allerdings helfen.
– Und wie?
– Goran, sie meint, wir sollen nicht rauchen und gesunde Sachen essen! Julia zwinkert mir zu. Stimmt's?

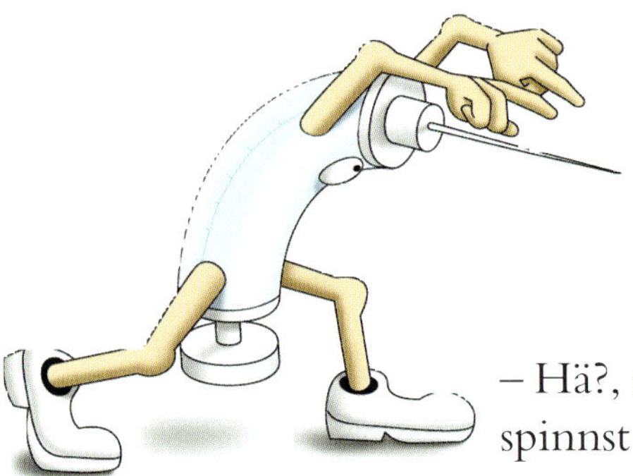

Als wir später nach Benni schauen, ist seine Stirn nicht mehr so heiß. Er sagt, das Kopfweh sei auch besser.
– Ich war dabei, als die Medizin dich geheilt hat, sagt Julia. Gut, dass du keine Zäpfchen wolltest, sonst wär ich in deinem Hintern gelandet!
– Hä?, sagt Benni mit seiner Krächzstimme. Träum ich noch oder spinnst du schon wieder? Und warum krieg ich nichts zu trinken?
– Gern, sagt Julia. Wie wär's mit köstlichem Lindenblütentee?

Behindert – wie kann man so leben?

Keine Sorge, wir sind stärker, als ihr denkt

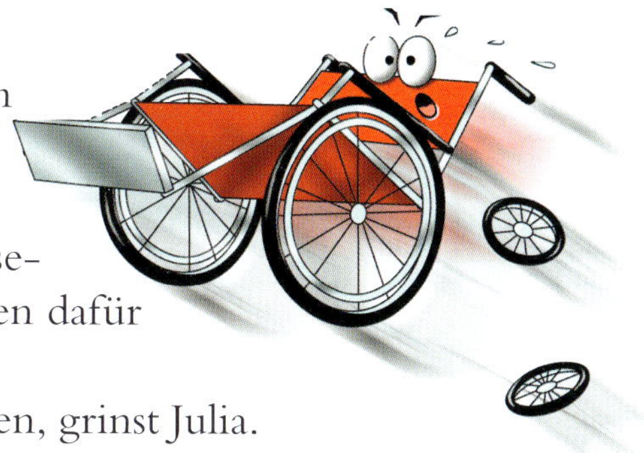

Das neue Schuljahr hat begonnen. Nach dem ersten Schultag berichten Julia, Benni und sein Freund Goran über ihre neuen Klassen.

– So eine Gemeinheit, sagt Benni grimmig, unseren Mathelehrer hat jetzt die 6b und wir kriegen dafür so eine schrille Blonde. Ausgerechnet in Mathe!

– Ich glaub, der Benni mag keine blonden Frauen, grinst Julia.

– Quatsch, sagt Benni. Die Mama ist schließlich auch blond, oder?

– Was gibt's sonst Neues?

– Wir haben jetzt einen in der Klasse, der sitzt im Rollstuhl, erzählt Benni. Er ist mal von einem Auto angefahren worden und seither kann er die Beine nicht mehr bewegen.

– Was? Das ist ja furchtbar!, sagt Julia. Kann der dann nie mehr laufen?

– Ich glaub nicht. Unser Klassenlehrer hat gesagt, er hätte eine Lähmung. Irgendwas ist quer durchgeschnitten oder so ähnlich. Was heißt das?

– Eine Querschnittslähmung meinst du. Das bedeutet, dass seine Wirbelsäule und sein Rückenmark so sehr verletzt worden sind, dass unterhalb der Verletzungsstelle die Nerven nicht mehr funktionieren. Deshalb kann er auch seine Beinmuskeln nicht mehr benutzen.

– Aber du hast doch mal gesagt, dass bei einer Wunde alles wieder heilt.

– Leider funktioniert das beim Rückenmark nicht. Man weiß nicht warum. Jedenfalls wachsen die vielen Nervenfasern nicht wieder zusammen. Da hilft leider auch keine Operation.

– Dann bleibt er für immer gelähmt?

– Ich fürchte, ja. Es sei denn, die Ärzte erfinden später mal etwas, was ihn heilen könnte. Wie alt ist er?

– Ich glaube, der Niko ist schon fast zwölf, sagt Goran. Er war lange Zeit im Krankenhaus.
Schweigen. Die Kinder denken nach.
– Ich möchte wissen, wie man sich fühlt, wenn man im Rollstuhl sitzt und die andern laufen rum, sagt Julia schließlich. Ich glaube, ich wär nur noch wütend. Und traurig. Wahrscheinlich würde ich die andern alle hassen.
– Mir kommt der Niko gar nicht wütend vor, meint Benni. Der scheint völlig normal zu sein.
– Habt ihr euch schon mal überlegt, was es heißt, die Beine nicht bewegen zu können? Zum Beispiel in der Früh: Aufstehen geht schon mal nicht, anziehen …
– … aufs Klo gehen, sagt Benni. Verdammt schwierig, nehm ich an.
– In der Schule habt ihr immerhin eine Behinderten-Toilette, in

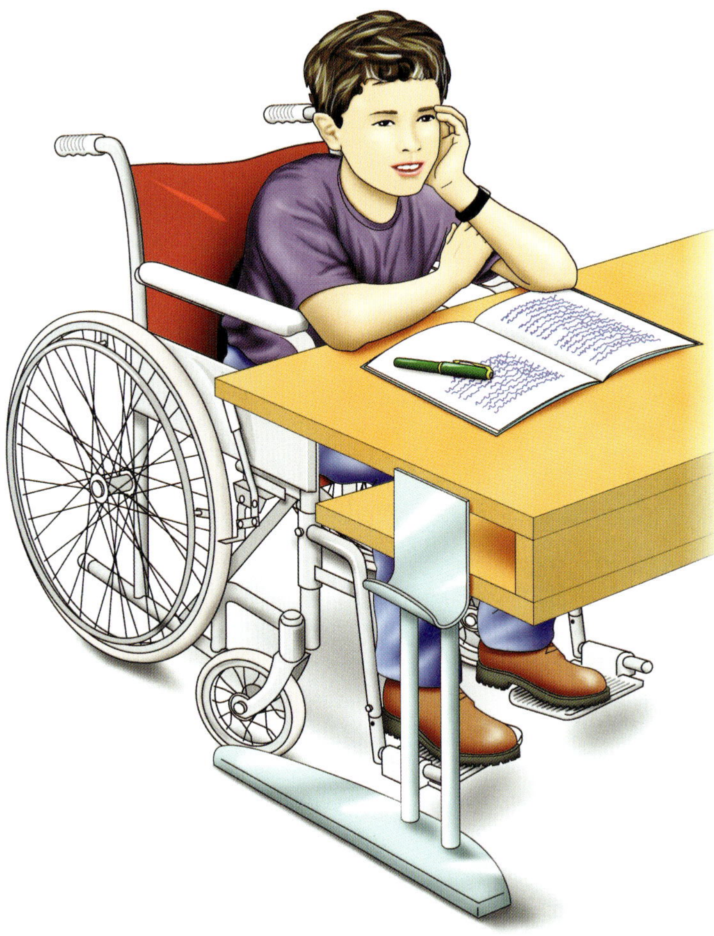

der viel Platz ist für den Rollstuhl. Und einen Aufzug gibt es auch.
– Stimmt, überlegt Goran, er kommt ja keine Treppen hoch.
– Und Sport kann er auch nicht machen!, sagt Julia.
– Doch, Julia, Behinderte können hervorragend Sport machen. Natürlich nicht alles. Aber Schwimmen, Volleyball im Rollstuhl und noch eine Menge anderer Sportarten. Aber jemand wie der Niko muss sich eben all das, was für euch selbstverständlich ist, mit viel Kraft und Mühe erarbeiten, jeden Tag. Was meint ihr, was er dadurch kriegt?
– Starke Arme!, sagt Benni.
– Stimmt. Vor allem aber eine starke Seele. Und eine tolle starke Persönlichkeit. Die braucht er allerdings auch. Nicht nur für den Alltag.
– Wie meinst du das?
– Er wird immer wieder Leuten begegnen, die sich für was Besseres halten, weil sie nicht behindert sind. Die sich über jeden aufregen, der ein bisschen anders ist als sie. Kann gut sein, dass es sogar an eurer Schule solche Typen gibt.
– Die sollen nur kommen, droht Goran. Was, Benni?
– Ist man auch behindert, wenn man zuckerkrank ist?, will Julia wissen.
– Wie kommst du darauf?
– In unserer Parallelklasse ist so ein Junge, er heißt Konrad, glaub ich. Stimmt es, dass er sich fünf-

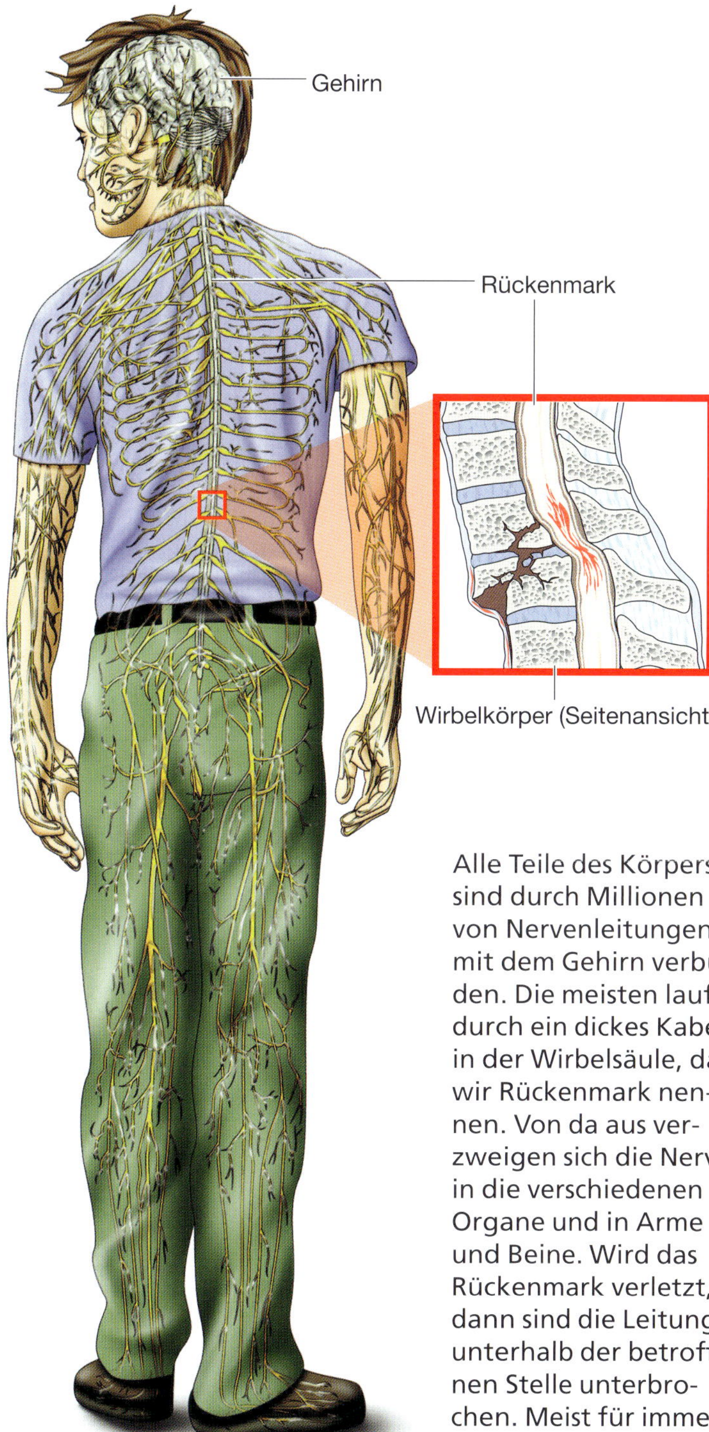

Alle Teile des Körpers sind durch Millionen von Nervenleitungen mit dem Gehirn verbunden. Die meisten laufen durch ein dickes Kabel in der Wirbelsäule, das wir Rückenmark nennen. Von da aus verzweigen sich die Nerven in die verschiedenen Organe und in Arme und Beine. Wird das Rückenmark verletzt, dann sind die Leitungen unterhalb der betroffenen Stelle unterbrochen. Meist für immer.

mal am Tag in den Finger stechen und das Blut messen und sich ich weiß nicht wie oft selber eine Spritze geben muss?
– Das kann schon sein.
– Was bedeutet eigentlich »zuckerkrank«?, fragt Benni.
– Das bedeutet, dass die Bauchspeicheldrüse ein wichtiges Hormon nicht mehr herstellen kann, das Insulin. Insulin braucht man zum Leben. Sonst kann der Körper weder Zucker noch andere Kohlehydrate in seine Zellen aufnehmen. Deshalb müssen Diabetiker, so nennt man Zuckerkranke, Insulin spritzen und das Blut oft kontrollieren, damit nicht zu viel, aber auch nicht zu wenig Zucker vorhanden ist.
– Und wie kriegt man so eine Krankheit?
– Man nimmt an, dass Viren die Zellen in der Bauchspeicheldrüse angreifen. Dann versucht die Körperpolizei, diese Viren zu vernichten. Aber im Eifer des Gefechtes zerstört sie auch die Insulinzellen, die sie eigentlich schützen wollte. Diabetiker können übrigens ein ganz normales Leben führen, wenn sie mal gelernt haben, wie sie ihren Blutzucker richtig im Gleichgewicht halten. Deshalb sind sie nicht wirklich behindert, auch wenn sie natürlich immer gefährdet sind.
– Wieso gefährdet?, fragt Julia.
– Wenn sie zu viel Insulin spritzen oder nicht genügend essen, dann kann es passieren, dass sie umfallen, ohnmächtig werden. Aber meistens spüren sie es vorher und können dann noch schnell ein Stück Traubenzucker in den Mund stecken, damit der Zucker im Blut wieder ansteigt.
Die Kinder denken nach.
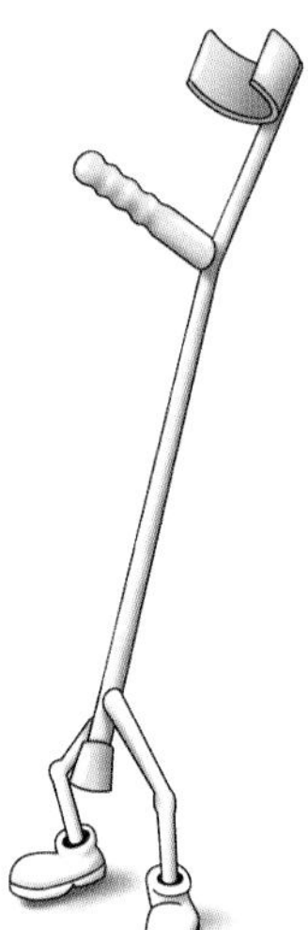
– Hat der Konrad auch eine starke Seele, so wie der Niko?, fragt Goran.
– Ganz sicher. Trotzdem kann die Seele auch eine Narbe haben und ihm manchmal wehtun. Einfach wegen des Gefühls, er sei durch seine Krankheit nicht so wie seine Freunde in der Klasse.
Julia überlegt.
– Findest du eigentlich, dass ich anders bin als andere Kinder?, fragt sie.
– Ja. Ich finde, dass du anders bist als jeder andere Mensch. Das bedeutet aber nur, dass du eine eigene Persönlichkeit hast, auch wenn du in vielen Dingen mit andern übereinstimmst.
– Und der Benni?

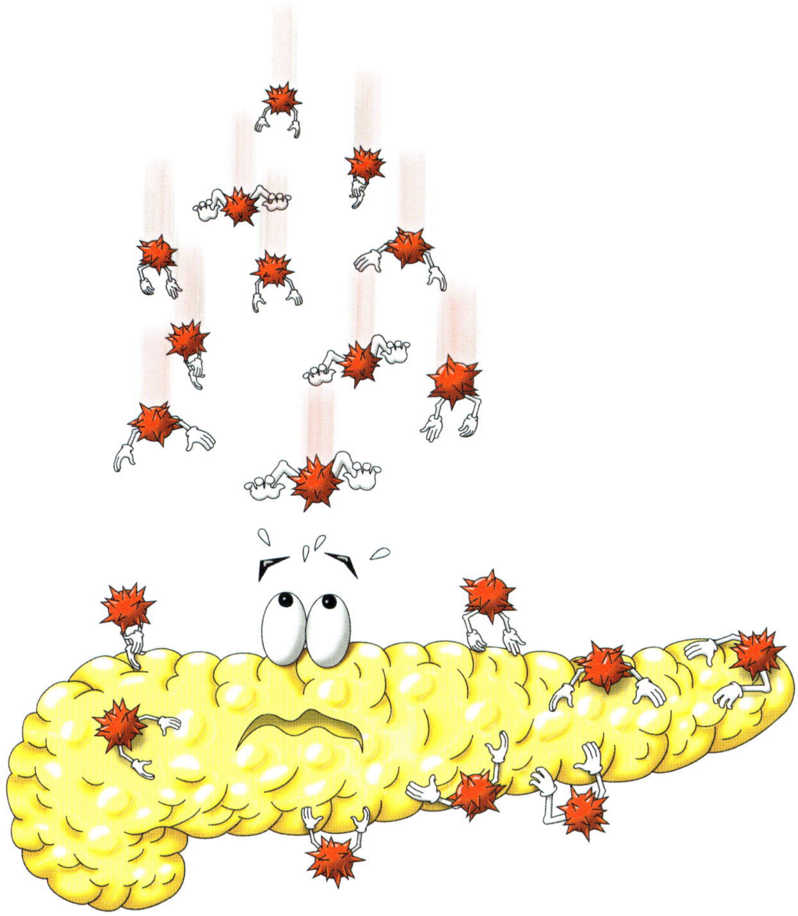

– Bei dem ist es genauso. Und bei Goran auch. Bei allen.
– Ich denke, der Benni ist total anders, meint sie. Der findet Mathe toll und will absolut nicht fernsehen. Ziemlich eigenartig.
Benni lacht.
– Ja, und du, bist du etwa nicht eigenartig?, gibt er zurück. Du schläfst lieber im stinkigen Pferdestall als in deinem gemütlichen Bett!
– Ach Benni, davon verstehst du nichts.
– Meine Mutter ist sehr anders, sagt Goran. Sie spricht nicht gut Deutsch und sie kocht Sachen, die hier keiner kennt.
– Aber die kommt doch aus, aus – ich hab vergessen woher, sagt Benni.
– Aus Kroatien.
– Eben. Dann ist das doch normal, dass sie anders ist, oder?
Julia steht auf.
– Ich denke, wir müssen heim, sagt sie und geht los, um ihr Fahrrad zu holen.
Benni zögert.

So sieht die Bauchspeicheldrüse aus. Sie produziert ein wichtiges Hormon, das *Insulin*. Wir brauchen es, um Zucker und Kohlehydrate in die Zellen aufzunehmen. Viren können die Bauchspeicheldrüse so stark schädigen, dass sie kein Insulin mehr herstellen kann. Dann ist man »zuckerkrank«.

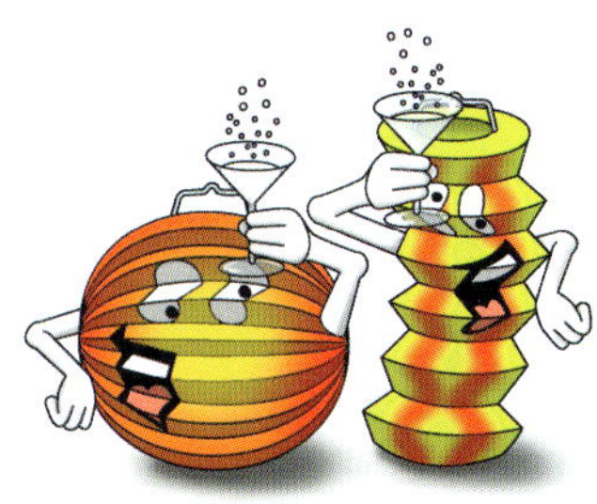

– Sag mal, meinst du, man kann den Niko fragen, ob wir ihm irgendwie helfen können oder so?
– Klar. Du, ich würde mir keine großen Gedanken machen. Ich würde ganz normal mit ihm sein, einfach so, wie du denkst. Das Einzige, was Behinderte nicht brauchen können, ist Mitleid.
– Okay. Kommst du eigentlich zu meinem Geburtstag? Genau in zwei Wochen!
– Benni, wie könnte ich das vergessen?!

Es ist eine prima Party. Bennis Cousin Andreas und seine Cousine Tatjana sind mit ihren Eltern extra aus Amerika gekommen und haben ihm für seine Mineraliensammlung ein Stückchen rohes Gold mitgebracht. Julia hat die Mitglieder ihrer neuen Band eingeladen. Sie selbst spielt natürlich Gitarre, Marie zupft Bass auf ihrem Cello, Manuel hat Bongos dabei. Es stellt sich raus, dass Bennis neuer Freund Niko ziemlich gut Klavier spielen kann, und so sitzt er jetzt in seinem Rollstuhl am Keyboard und dirigiert »Happy Birthday«.

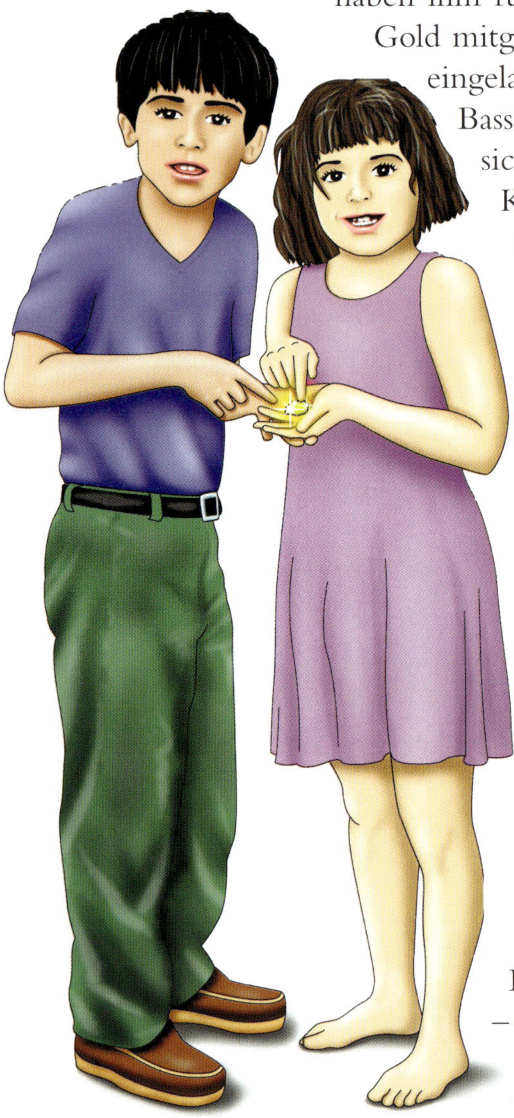

– Gratuliere, Benni. Tolles Fest! Und mit dem Niko kommst du gut klar?
– Keine Probleme. Außerdem ist er am Computer besser als ich.
– Erklär mir mal, wer die Leute alle sind. Zum Beispiel die große Blonde da in der Ecke. Die gerade mit deiner Mama redet.
– Ach die. Das ist meine neue Mathelehrerin.
– Hey – sieh mal an. Und wie ist sie so?
– Die ist schon okay.
– Und wieso hast du sie eingeladen?
– Ich hab sie doch gar nicht eingeladen. Ich hab nur gesagt, wenn sie Lust hat, kann sie meinetwegen vorbeikommen.
– Ich hab gar nicht gewusst, dass du auf Blondinen stehst.
Benni grinst.
– Da sieht man mal, dass du auch nicht alles weißt.

Stichwortverzeichnis

Marianne Koch wurde 1931 in München geboren. Nach dem Abitur studierte sie Medizin und finanzierte ihr Studium anfangs als Filmschauspielerin. Schließlich entwickelte sich der Film zu ihrer Hauptarbeit. Sie wurde mit dem Bundesfilmpreis ausgezeichnet und drehte erfolgreich in Hollywood. Nach fünfzehn Jahren und über siebzig Filmen kehrte sie aber wieder zum Medizinstudium zurück und erfüllte sich danach den Traum einer eigenen Praxis als Internistin in München. Heute lebt sie als Buchautorin und Medizin-Journalistin in Tutzing am Starnberger See. 1999 erschien ihr Sachbuch-Bestseller »Mein Gesundheitsbuch«. Im selben Jahr wurde sie mit dem renommierten Preis »Medizin im Wort« ausgezeichnet. Sie macht eine erfolgreiche Ratgebersendung beim Bayerischen Rundfunk und schreibt regelmäßig Kolumnen für verschiedene Zeitschriften. 2001 wird sie zudem die Schirmherrschaft eines Präventionsprogramms des Berufsverbandes der deutschen Kinder- und Jugendärzte übernehmen. Bei Hanser erschien 1996 ihr Bilderbuch »Die Abenteuer der kleinen Wolke« mit Bildern von Susanne Janssen.

Jörg Mair wurde 1964 geboren und war zunächst als Layouter und Werbegrafiker tätig. Seit 1992 illustriert er Bücher und hat sich besonders auf naturwissenschaftliche und medizinische Themen verlegt. So stammen auch die Illustrationen zu Marianne Kochs erfolgreichem Ratgeber »Mein Gesundheitsbuch« von ihm. »Tief einatmen!« ist Jörg Mairs erstes Buch für den Hanser Verlag.